உடலின் மொழி

அக்கு ஹீலர் அ. உமர் பாரூக்

எதிர்
வெளியீடு

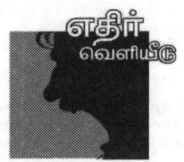

உடலின் மொழி

அக்கு ஹீலர் அ. உமர் பாரூக்

முதல் பதிப்பு: 2009
எதிர் வெளியீடு முதல் பதிப்பு: அக்டோபர் 2017
நான்காம் பதிப்பு: செப்டம்பர் 2021

எதிர் வெளியீடு,
96, நியூ ஸ்கீம் ரோடு, பொள்ளாச்சி - 642 002
தொலைபேசி: 04259 - 226012, 99425 11302
விலை: ரூ. 120

Udalin Mozhi

Acu Healer A. Umar Farook

Copyright © Acu Healer A. Umar Farook

First Edition: 2009
Ethir Veliyeedu First Edition: October 2017
Fourth Edition: September 2021

Published by
Ethir Veliyeedu, 96, New Scheme Road, Pollachi - 2
email: ethirveliyedu@gmail.com
www.ethirveliyedu.in

ISBN : 978-93-87333-00-0
Printed at Jothy Enterprises, Chennai.

All rights reserved. No part of this book may be reprinted or reproduced or utilised in any form or by any electronic, mechanical or other means, now known or hereafter invented, including photocopying and recording, or in any information storage or retrieval system, without permission in writing from the Publisher.

இந்நூல்...
'இந்திய அக்குபங்சரின் தந்தை'
டாக்டர். ஃபஸ்லூர் ரஹ்மான்
(ஆசிரியர், ஹெல்த்டைம்)

'அக்குபங்சர் புத்தெழுச்சிக் காலத்தின் தலைமை'
அக்கு ஹீலர். போஸ் கே. முகமது மீரா
(இயக்குநர், கம்பம் அகாடமி ஆஃப் அக்குபங்சர்)
ஆகியோரின் வழிகாட்டுதலுக்கு
சமர்ப்பணம்!

பொருளடக்கம்

- அணிந்துரை — 7
1. மொழியறிதல் — 11
2. நலமே பலம் — 13
3. எதிர்ப்பே உயிப்பு — 15
4. பசியைப் புசிப்போம் — 18
5. விதிப்படி நடக்கும் — 21
6. ஒன்றும் ஒன்றும் இரண்டல்ல — 23
7. படைத்தலும், காத்தலும் — 25
8. நோய் என்பது கற்பனை — 29
9. விஞ்ஞானம் தரும் நோய்கள் — 33
10. சும்மா இருப்பதே சுகம் — 36
11. கழிவின் தேக்கம் – உயிரைப் போக்கும் — 39
12. கர்ம வினை — 44
13. கதை கதையாம், காரணமாம்! — 52
14. சான்றோர்களும் – சான்றுகளும் — 56
15. அமிர்தமே நஞ்சு — 66
16. தாகமும் – பசியும் தேவையைப் பொறுத்து — 70
17. பால் – உணவா? — 75
18. நஞ்சில்லா உணவு — 84
19. இயற்கையை விரும்புவோம்! இயற்கைக்கே திரும்புவோம்! — 93

அணிந்துரை

சமீபத்தில் நான் வாசித்த புத்தகங்களில் என்னை மிகவும் கவர்ந்த புத்தகம் அ. உமர் பாரூக் எழுதிய "உடலின் மொழி." கவர்ந்த புத்தகம் என்று சொல்வதைவிட முழுமையாக என்னை ஆக்கிரமித்த அல்லது அன்றாடம் அதிலிருந்து ஒரு வரியையேனும் நினைத்தே ஆகும்படி பாதித்த புத்தகம் என்று சொல்வதுதான் சரி.

இலக்கியத்தில் ஆண் மொழி, பெண் மொழி, தலித் உரையாடல் எல்லாம் நாம் அறிவோம். உடல் மொழி பற்றியும் உடல் அரசியல் பற்றியும்கூட இப்போது பரவலாகப் பேசப்படுகிறது. இவர் சொல்லவருவது இதுவெல்லாம் அல்ல. ஒவ்வொரு மனுஷியுடைய மனிதனுடைய உடலும் அவளோடு அவனோடு பேசிக்கொண்டிருக்கிறது. தேவைப்படும் நேரத்தில் அழுத்தமாகவும் ஆவேசமாகவும்கூடப் பேசுகிறது. ஆனால் நம் தேவைகளுக்காக கணினியின் மொழியை, பறவைகளின் மொழியை, மிருகங்களின் மொழியைக்கூடப் போராடிக் கற்றுக்கொள்ளத் தயாராக இருக்கும்போது நாம், நம் ஆரோக்கியம் குறித்து நம்மிடம் பேசும் உடலின் மொழியை அறிந்துகொள்ளாமல் இருக்கிறோம். தூசியை உள்ளே அனுப்ப மறுக்கும் உடலின் எதிர்ப்புக்குரலே தும்மல். திரிந்த பாலை வாந்தியாகவும் பேதியாகவும் வெளியேற்றுவது குழந்தையின் உடலின் மொழி என்று துவங்கும் இப்புத்தகம், விஞ்ஞானம் நமக்கு இதுகாறும் கற்றுத்தந்துள்ள பல பாடங்களைத் தலைகீழாகப்போட்டு உடைக்கிறது.

மிகவும் அடிப்படையாக நாம் சாப்பிடும் முறைபற்றிய மிகப்பெரிய புரிதலை இந்நூல் நமக்கு வழங்குகிறது. எல்லா உடல் உபாதைகளுக்கும் நோய்களுக்கும் மூலகாரணமாக இருப்பது நமது முறையற்ற உணவுப்பழக்கமே, உணவு முறையே என்று ஆணித்தரமாக நம் மனதில் நிறுவுகிறது. அதை ஆசிரியர் சொல்லியுள்ளவிதம், அவர் அதைப் பேசப் பயன்படுத்தும் மொழி, மிகச்சரியாக சொல்லவரும் உள்ளடக்கத்திற்குப் பொருந்துகிறது.

‘நொறுங்கத்தின்னா நூறு வயசு’ என்கிறது நம் பழமொழி. அதற்கு உமர் பாரூக் அளிக்கும் விளக்கம் அறிவியல்பூர்வமானதாக ஒப்புக்கொள்ளவைப்பதாக இருக்கிறது. வீட்டுக்கு விருந்தினர் வந்தால் விடுவிடுவென நாம் அப்படியே காப்பி சாப்பிட அழைத்துச்சென்றால் உள்ளே காப்பி தயாராக இருக்குமா? முன்னறையில் உட்காரவைத்து நாலுவார்த்தை பேசி யரு வந்திருக்காகன்னு பாரு என்று உள்ளே சத்தம் கொடுத்து துணைவியரை வரவழைத்து அவர் வந்து வாங்கன்னு கேட்டபடியே எத்தனைபேர் என்று ஒரு நோட்டம் பார்த்து இதெல்லாம் முடிந்த பிறகுதானே காப்பி, பலகாரம் எல்லாம். அதுபோல வாயில் போட்டதும் மென்றும் மெல்லாமலும் அரைகுறையாக அரைத்தும் அரைக்காமலும் நாம் வயிற்றுக்குள் தள்ளினால் தயாராகாத சமையலறை எதிர்பாரா விருந்தாளியைச் சமாளிப்பதுபோல நன்றாக உபசரிக்கமுடியாது போகும். விருந்தினர் மனவருத்தமடைய நேரிடும்.

பாரூக் சொல்கிறார் “மெல்லுதல் என்பது சாதாரண விசயமல்ல. வாயில் நீங்கள்மென்று சுவைக்கும் அந்த உணவின் தன்மை இரைப்பைக்கு அறிவிக்கப்படுகிறது. மிக எளிதான மென்மையான உணவை நீங்கள் மென்றுகொண்டிருக்கும்போதே இரைப்பையில் அந்த எளிதான உணவைச் செரிக்கத் தேவையான அமிலம் தயாராகிறது. நீங்கள் கடினமான உணவை மென்றுகொண்டிருக்கும்போது கடின உணவைச் செரிக்கும் தன்மையுடன் இரைப்பை தயாராகிறது. முன்னே பின்னே ஒரு தகவலும் இல்லாமல் திடீரென்று கதவைத் தள்ளிக்கொண்டு நுழையும் விருந்தாளியாக இரைப்பையில் விழும் உணவைச் செரிக்கமாட்டாத இரைப்பை அதை என்ன செய்யும்?

தவிர, நொறுங்கத் தின்பது என்பது செரிமானத்தை எளிதாக்கும். சிறிய சிறிய கவளங்களாக உணவை வாயிலிடும்போதே நன்றாக மென்று அரைத்து கூழாக்கி விழுங்கவேண்டும். ஏனென்றால், இரைப்பையில் உனவைக் கூழாக்கவோ, நொறுக்கவோ எந்த ஏற்பாடும் இல்லை. இரைப்பைக்கு பற்களா இருக்கின்றன என்று உமர் பாரூக் கேட்கும்போது ‘நாம இத்தனை காலம் ஒழுங்கா திங்கக்கூடத் தெரியாமத்தான் வளர்ந்து நிக்கிறமா’ என்கிற வெட்க உணர்வு எனக்கு ஏற்பட்டது. எப்படித் தின்பது? எப்படி தண்ணீர் குடிப்பது? நோய் என்றால் என்ன? உடம்பு தவறு செய்யுமா? என்று பலபல கேள்விகளை எழுப்பி நம்மை முற்றிலும் புதிய ஓர் உலகத்துக்குள் அழைத்துச் செல்கிறார்.

இதெல்லாம் ஒரு மாதிரிக்காக எடுத்துச்சொன்னேன். புத்தகத்தை

முழுமையாக வாசித்தாலே அதன் அருமையை நாம் உணரமுடியும். நான் பொதுவாக மனதுக்குப் பிடித்துவிட்டால் ரொம்ப உணர்ச்சிவசப்பட்டு ஆகா ஓகோ என்று புகழ்ந்து எழுதிவிடுகிற ஆள்தான். ஆனாலும், இப்புத்தகம் பற்றிக் கூடுதலாக நான் ஒரு வார்த்தையும் எழுதிவிடவில்லை என்பதை வாசிப்பவர்கள் அறியலாம். இந்தச் சிறு அறிமுகத்தை வாசிப்பவர்கள் இதை நூறு பிரதிகள் எடுத்து நூறு பேருக்குக் கொடுத்தால் உங்கள் குடும்பம் செழித்தோங்கும். தஞ்சாவூரில் இன்சூரன்ஸ் ஊழியர்கள் இப்புத்தகத்தை 600 பிரதிகள் வாங்கி தம் தோழர்களுக்கெல்லாம் கொடுத்துள்ளார்கள். ஆறு மடங்கு நன்மை அவர்களுக்கு உண்டாகட்டும். முதல் பதிப்பு வெளியாகி எட்டு மாதங்களுக்குள் ஐந்தாவது பதிப்புக்காணும் இந்நூல் தமிழ்ப்புத்தக உலகிலும் ஓர் அதிர்வை ஏற்படுத்தியுள்ளது.

இந்நூலில் உணர்வுகளும் உணவும் உடலும் பற்றி எழுதவில்லை. அது இந்நூலின் இரண்டாம் பாகத்தில் வரும் என ஆசிரியர் கூறினார். அதையும் சேர்த்து வாசிப்பது இன்னும் கூடுதல் பலன் தரும் என்பது நிச்சயம்.

அன்புடன்
ச. தமிழ்ச்செல்வன்
பொதுச்செயளாலர்
தமிழ்நாடு முற்போக்கு எழுத்தாளர் கலைஞர்கள் சங்கம்.

1
மொழியறிதல்

ஒவ்வொருவருக்கும் ஒரு மொழியிருக்கிறது. நம் தேவைகளை வெளிப்படுத்த நாம் உணர்ந்ததைப் பகிர்ந்துகொள்ள... என்று, பிறரோடு நமக்குள்ள தொடர்பை மொழியின் மூலமே நாம் ஏற்படுத்திக் கொள்கிறோம்.

மனிதர்களின் அத்தியாவசியமான தொடர்பு சாதனமாக மொழி விளங்குகிறது. தன் தாய் மொழியையும் கடந்து பக்கத்து மாநில மொழிகள், தேசிய, உலக மொழி... என நம் தேவைகள் பெருகிக்கொண்டே போகின்றன.

மனித மொழிகளைத் தாண்டி, நாம் வளர்க்கிற செல்லப்பிராணிகளின் மொழிகளையும் அவற்றின் நடவடிக்கைகள் மூலம் அறிந்துகொள்கிறோம். ஒரு நாயினுடைய குரைப்பை வைத்துக்கொண்டே அதன் பல தேவைகளை நாம் கற்றுக்கொள்கிறோம். இன்னும் ஆடு, மாடு, கோழி, பூனை, கிளி... எனத் தொடரும் நம் வீட்டுப் பிராணிகளின் மொழிகளை அவற்றின் செய்கைகள் மூலம் நம்மால் அறிய முடிகிறது.

ஒரு விவசாயி, பறவைகளின் குரலையும் மண்வாசனையையும் கண்டு மழையின் வருகையை தன் நுண்உணர்வால் அறிந்துகொள்கிறார். கேரளத்தில் கனிக்கொன்ன மரத்தின் வசந்தத்தை வைத்து அவ்வருடத்தின் மழை அளவைக் கணிக்கிறார்கள் மக்கள்.

... இப்படி, தன் புறத்தேவைகளுக்காக புதியவற்றை கற்றுக்கொண்டேயிருக்கிறான் மனிதன். இயற்கையின் ஒவ்வொரு படைப்பிற்கும் ஒரு மொழி இருக்கிறது. அதன் இயல்போடு ஒன்றி வாழும் மனிதர்கள் அவற்றை அறிந்துகொள்கிறார்கள்.

- உங்களுக்கு ஏற்படப்போகும் ஒரு பெரிய நோயை, சில வருடங்களுக்கு முன்பே ஒருவர் உங்களிடம் சொன்னால் என்ன செய்வீர்கள்?

- நீங்கள் சாப்பிடுகிற உணவு உங்கள் ஆரோக்கியத்திற்குத் தீங்கை ஏற்படுத்தும் என்பதைச் சாப்பிடும்போதே அவர் கூறினால் என்ன செய்வீர்கள்?

- நீங்கள் செய்துகொண்டிருக்கும் செயல் உங்கள் உடல் நலத்திற்குக் கேடானது என்று முன்கூட்டியே அவர் எச்சரித்தால் எப்படி இருக்கும்?

... இப்படி சதா சர்வகாலமும் உங்கள் நலனில் அக்கறை கொண்டு வரப்போகிற உடல் ரீதியான ஆபத்துகளை முன்பே அறிவித்து எச்சரிக்கை செய்யும் ஒரு நபர் உங்களுடன் இருந்தால்...

அவருடைய பேச்சை நாம் கேட்போமா?

மறுப்போமா?

அப்படி ஒருவர் நம் ஒவ்வொருவரோடும் இருக்கிறார். அவர்தான் உடல். அவர் கூறுவதை நாம் புரிந்துகொள்வதுதான் உடலின் மொழி!

நம் பொருளாதாரத் தேவைகளைத் தரும் என்பதற்காக கம்ப்யூட்டர் மொழிகளைக் கற்க நாம் தயாராக இருக்கிறோம்.

ஆயுள் முழுவதும் நம் உடல் நலனைத் தீர்மானிக்கிற நம் உடலின் மொழியை நாம் அறிய முற்படுவதில்லை.

நம் தேடல்கள் அனைத்தும் புற வயப்பட்டவையாக இருக்கின்றன. நம்மைத் தவிர உலகிலுள்ள அனைத்தைப் பற்றியும் அறிய முயல்கிறோம். ஆனால், நாம் அடிப்படையாக அறிந்திருக்க வேண்டிய உடலறிவியலை முற்றாகப் புறக்கணிக்கின்றோம்.

பிறந்த நிமிடம் முதல் இப்போதுவரை நம்முடன் பிணைந்திருக்கும் நம் உடலுடன் நாம் பேசுகிறோமா?

அல்லது நம் உடல் நம்முடன் பேசுவதை உணர்கிறோமா?

உடலின் மொழியை நாம் அறிவதன் மூலம் வளமான வாழ்க்கையை அமைத்துக்கொள்ள முடியும். நோய்களும் மருந்துகளுமற்ற வாழ்க்கையே வளமானதாகும்.

வாருங்கள்...

உலக மொழிகளை விட உயர்ந்த

உடலின் மொழி கற்போம்!

2

நலமே பலம்

நலம் என்பது ஆரோக்கியம், நோயற்ற வாழ்வு. உங்கள் உடலுடைய முழுமையான நலம்தான் அதன் பலமாகவும் அமைகிறது.

நம் உடலின் கட்டுமஸ்தான புறத்தோற்றமும், உடற்கட்டும் மட்டுமே ஆரோக்கியத்தை நிர்ணயிக்காது. உடலின் உள் இயக்கமே உடல் நலத்தைத் தீர்மானிக்கிறது. இன்னும், உடல் நலம் என்பது இயற்கை. நிரந்தரமானது. உடற்கட்டு என்பது பொய்த்தோற்றம். தற்காலிகமானது.

உடல் நலம் என்பது உருவ அடிப்படையிலானது இல்லை என்பதை நாம் உணரத் தொடங்குவதே உடலின் மொழியாகும். தோற்றத்தை வைத்துத் தன்மையை முடிவு செய்வது நவீன விஞ்ஞானம். அறிந்து உணர்ந்ததை ஏற்றுக்கொள்வது மரபுவழி அறிவியல்.

நாம் விஞ்ஞான மனநிலைக்குத் தள்ளப்பட்டுள்ளோம். இயற்கையோடு இயைந்த அறிவியல் பாதைக்குத் திரும்புவதே முழு நலனைத் தரும்.

நம் உடலின் மொழி இயற்கையோடு தொடர்புடையது. இயற்கை என்றால் என்ன? 'அது தற்செயல் நிகழ்ச்சிகளின் தொகுப்பு' என்பது நமக்குச் சொல்லிக்கொடுத்துத் திணிக்கப்பட்ட பாடம்.

இயற்கை தற்செயலானது அல்ல.

அது ஒழுங்கமைவோடு இயங்கும் இயக்கம். இயற்கையின் ஒத்திசைவான இயக்கத்தை நம் முன்னோர்களில் பலர் அறிந்திருந்தனர். அவற்றைத் தம் ஆரோக்கிய வாழ்விற்குப் பயன்படுத்தினர். ஆகவே அவர்கள் புதிய பொருட்களைக் கண்டுபிடிக்கும் விஞ்ஞானிகளாக இல்லை. இயற்கையின் ரகசியங்களை உணர்ந்த அறிவியலாளர்களாக இருந்தனர்.

'இயற்கை தவறு செய்யாது' என்பதை உணர்ந்து, தெளிவதுதான்

அடிப்படைப் பாடம். நாம் இயற்கை என்ற பிரமாண்டத்தின் வழியே உடலை அறிந்துகொள்வது கடிமானது. நமக்குப் பரிச்சயமான உடலின் மூலம் இயற்கையை அறிய முற்படுவது எளிமையானது.

எனவே அடிப்படைப் பாடத்திற்கு மீண்டும் திரும்புவோம். 'இயற்கை தவறு செய்யாது' என்பதை 'உடல் தவறு செய்யாது' என்றே துவங்குவோம்.

எந்த உடல்நலக் கோளாறும் இல்லாத ஒருவர் தூசு அதிகமாக உள்ள ஒரு பஞ்சாலைக்கோ, தொழிற்சாலைக்கோ செல்கிறார்.

அவருடைய மூக்கு தூசி கலந்த காற்றை சுவாசிக்கிறது. உடனே ஒரு பலத்த தும்மல் வெளிப்படுகிறது.

இந்தத் தும்மலுக்கு விஞ்ஞான ரீதியாக (Allergy) 'ஒவ்வாமை' என்று பெயர்வைத்து விடுவது சுலபம்தான். ஆனால், 'ஏன் தும்மல் ஏற்பட்டது?'

தூசியை மூக்கு உள்ளே அனுமதித்து இருக்குமானால், அது நுரையீரலுக்குச் செல்லும். பல வகையான நாட்பட்ட நுரையீரல் கோளாறுகளை அது ஏற்படுத்தியிருக்கும். தூசியை உள்ளே அனுப்புவது நல்லதா? அல்லது அதை வெளியே தள்ளுவது நல்லதா?

உடல் எப்போதுமே தனக்குத் தீங்கு விளைவிப்பதை உள்ளே அனுமதிக்காது. அதுதான் உடலினுடைய இயற்கை. உடலிற்குத் தீங்கு விளைவிக்கப் போகும் தூசியைத் தானே கண்டறிந்து, அதனைத் தும்மல் மூலம் வெளியே தள்ளும். இயற்கையை நாம் விளங்கிக் கொள்வது இல்லை.

தன்னைத் தானே பாதுகாத்துக் கொள்ளும், தன்னையே குணப்படுத்திக் கொள்ளும் அற்புதமான கட்டமைப்பை உடல் கொண்டிருக்கிறது.

உடலின் செயல்கள் அனைத்துமே நம் நன்மையை மையமாகக் கொண்டிருக்கின்றன.

3

எதிர்ப்பே உயிர்ப்பு

ஒரு உடலிற்குத் தன்னைத்தானே தற்காத்துக் கொள்ளும், தன்னையே சரிசெய்து கொள்ளும் ஆற்றல் எப்போது கிடைத்தது?

பிறந்த குழந்தை தன் பசியை, தாகத்தை ஒரு அழுகை மூலம் நமக்கு உணர்த்துகிறது. உடலின் தேவையை அறிவிக்கும் செயலே உடலின் மொழியாக மாறுகிறது.

பிறந்து ஒன்றிரண்டு நாட்களே ஆன குழந்தைக்குத் தாய்ப்பால் அல்லது தண்ணீரைப் புகட்டுகிறோம். தன் பசி அல்லது தாகம் தணிந்து அழுகையை நிறுத்தி இயல்புக்குத் திரும்புகிறது குழந்தை. தாய்ப்பால் இல்லாத நிலையில் சில குழந்தைகளுக்குப் பசும்பால் தரப்படுகிறது. அப்படி நாம் தரும் பசும்பால் கெட்டுப் போனதாக இருக்கிறது என்று வைத்துக்கொள்ளலாம். நாம் பால் கெட்டுப் போனது என்பதை அறியாத நிலையில் அதனை குழந்தைக்குக் கொடுக்கிறோம்.

இப்போது குழந்தையின் உடல் என்ன செய்ய வேண்டும்?

தனக்குத் தீங்கு விளைவிக்கும் எதையுமே உடல் தனக்குள்ளே அனுமதிக்கக்கூடாது அல்லவா?

இப்போது குழந்தையைக் கவனியுங்கள்.

பாலைக் குடித்த சிறிது நேரத்தில் குழந்தைக்கு வாந்தி உண்டாகிறது. நாம் கொடுத்த கெட்டுப்போன பாலை அக்குழந்தையின் உடல் முற்றிலுமாக நிராகரித்து முழுமையாக வெளியேற்றிவிடுகிறது.

பிறந்து ஒன்றிரண்டு நாட்களே ஆன குழந்தையின் உடலுக்குத் தன்னைத்தானே தற்காத்துக்கொள்ளும் ஆற்றல் இருக்கிறதா? இல்லையா? அதை யாரும் வெளியிலிருந்து உடலிற்கு கற்றுத் தர வேண்டியுள்ளதா?

யாரும் எதையும் உடலிற்குக் கற்றுத்தர வேண்டியதில்லை. ஒரு குழந்தையிடம் நாம் கற்றுக்கொள்ள வேண்டியவைகள்தான் நிறைய இருக்கின்றன.

ஒரு உடல் கருவிலிருந்து வெளிவரும்போதே தன் ஆரோக்கியத்தைப் பற்றிய பூரண ஞானத்தோடு பிறக்கிறது. இன்னும், எது தனக்குத் தீங்கு விளைவிக்கும், எதை எதிர்க்க வேண்டும் என்று இயற்கை அறிவோடு வாழ்கிறது.

தூசிக்கு எதிரான தும்மலானாலும் சரி, கெட்டுப்போன பாலிற்கு எதிரான வாந்தியாக இருந்தாலும் சரி, இரண்டுமே ஆரோக்கியத்தின் அறிகுறிகள்.

ஒரு உடல் முழு உயிர்ப்போடு இருப்பதை அதன் எதிர்ப்பு இயக்கம் மூலமே நாம் உணர முடியும். எதிர்ப்பு இல்லாத உடல் உயிரற்ற சவமாகும்.

இவ்வகையான எதிர்ப்புகளைத்தான் நாம் நோய் என்று புரிந்துகொள்கிறோம். ஆரோக்கியத்தை நோயாகப் புரிந்துகொள்வது மூடநம்பிக்கை அல்லவா? இப்படியான விஞ்ஞானப் பூர்வமான மூடநம்பிக்கைகள் நம் உடலின் இயல்பை உணரத் தடைகளாக இருக்கின்றன.

ஒரு தும்மல் மூக்கிற்கும், உடலிற்கும் சிற்சில தொந்தரவுகளை ஏற்படுத்துகிறது. ஆனால், இந்தச் சின்னக் கஷ்டங்கள் பெரிதா? தூசி ஏற்படுத்தும் நோய் பெரிதா? என்பதை உடல் முடிவு செய்கிறது. ஒரு விநாடி கூடத் தாமதிக்காமல் அமுல்படுத்துகிறது.

வாந்தி எடுப்பதால் ஏற்படும் வயிற்று வலியும், வாய், தொண்டை எரிச்சலும் கெட்டுப்போன பாலைவிடக் கொடியது இல்லை. எனவே உடல் தீர்மானிக்கிறது. அதை உடனே வெளியேற்றுகிறது.

உடல் தன் முடிவைத் தானே நிறைவேற்றுகிறது. இடம், பொருள், ஏவல் என்ற அறிவு சார்ந்த தடைகள் உடலுக்குக் கிடையாது.

ஏனெனில், உடலிற்குத் துணை செய்வதுதான், அறிவின் வேலை. அறிவிற்குக் கட்டுப்படுவது உடலின் வேலை அல்ல.

இயற்கையினுடைய ஒழுங்கமைவை உடலின் ஒவ்வொரு செயலிலும் உணர முடியும். நாம் அறிவைக் கொண்டு கற்றுக்கொடுக்கப்பட்ட தன் வழியில் உடலிற்கு மாறு செய்வோமானால் உடல் அறிவையும் எதிர்க்கிறது.

கெட்டுப்போன உணவை நாம் உடலிற்குக் கொடுப்போமானால் அது வாந்தி மூலம் வெளியேற்றுகிறது. அப்படி வெளியேறும் வாந்தியை நம் அறிவைக் கொண்டு தடை செய்யவும் முடியுமல்லவா? ஒரு வாந்தி எதிர்ப்பு மாத்திரை மூலமோ, சுவையை மாற்றி மாற்றி சுவைத்து வாந்தியுணர்வை அடக்குவதன் மூலமோ கெட்டுப்போன அவ்வுணவை உள்ளே தள்ளலாம்.

அப்போதும், உடல் அறிவிற்குப் பணிவதில்லை. உணவுக்குழாய் மூலம் இரைப்பைக்குச் செல்லும் உணவை, அதிவேகமாக சிறுகுடல் வெளியேற்றுகிறது. இது பேதியாக வெளியேறுகிறது.

ஆக, உடல் தனக்குத் தீங்கு விளைவிப்பதை எந்நிலையிலும் ஏற்கத் தயாராக இல்லை. வெளியேற்றியே தீரும்.

சுலபமாய் வெளியேற வேண்டிய வாந்தியை அடக்குவதன் மூலம், இன்னும் சிரமங்களோடு பேதியாக வெளியேற்றுகிறது.

உடல் வெளித்தள்ளும் எதுவுமே உடலின் இயல்புக்கு மாறானது. தீங்கு விளைவிப்பது. அவற்றை வெளியேற அனுமதிப்பதுதான் ஆரோக்கியத்தின் வழி.

எனவேதான் கிராமங்களில் வாந்தி பேதி என்று இரண்டையும் ஒன்றாகவே கூறுவார்கள். வாந்தியை அடக்கி, பேதியைப் பெறலாம். இன்னும் பேதியையும் அடக்கி உடலின் ஒட்டுமொத்த ஆரோக்கியத்தையும் கெடுத்துக்கொள்ளலாம். உடல்நலக் கேடு என்பது உடலிற்குத் துணை செய்யாத அறிவால் வந்து சேருகிறது.

இப்படியான உடலின் இயக்கம் நமக்கு எதைக் கற்றுத் தருகிறது?

உடல் எப்போதும் தவறு செய்வதில்லை. உடலை அதன் போக்கில் அனுமதித்தால், எப்போதுமே உடல் நலக்கேடு இல்லை!

4

பசியைப் புசிப்போம்

சாப்பிடுவது என்பது நம் அனைவருக்குமே பிடித்த விசயம். எப்போதெல்லாம் சாப்பிடலாம்? என்ற கேள்விக்கு 'நேரத்திற்கு சாப்பிடலாம்' என்று பதிலும் வைத்திருக்கிறோம்.

நேரம் என்பது எது?

ஏற்கனவே நாம் பார்த்தோம். ஒரு விசயத்தை புறவயமாகப் பார்ப்பது நவீன விஞ்ஞானம். அகவயமாக அறிவது மரபுவழி அறிவியல்!

இந்த நேரம் என்ற சொல்லிற்கு உருவம் கொடுப்போமேயானால், அது கடிகாரமாக மாறுகிறது. இந்தக் கடிகாரம் காட்டுகிற நேரத்திற்கு சற்றும் தாமதிக்காமல் நாம் சாப்பிட்டு வருகிறோம்.

இது தவறான செயல்.

நேரம் என்பதை அகவயமாக அறிவோமானால் அது பசிக்கிற நேரத்தைக் குறிக்கிறது.

இவ்விரு விளக்கங்களில் எது அறிவியல்பூர்வமானது? என்பதை நாம் அறிந்துகொள்ள மீண்டும் உணவிற்கே வருவோம்.

உணவை நாம் ஏன் சாப்பிடுகிறோம்? உடலுடைய தேவைக்காக! அப்படியானால் உடல் தன் தேவையை பசி மூலம் உணர்த்தும் போது சாப்பிட வேண்டுமா? அல்லது கடிகார நேரத்திற்கு சாப்பிடலாமா?

"பசித்துப் புசி" என்பது அறிவியல் கோட்பாடு.

உடலின் தேவையை உணர்ந்து, அது கேட்கும்போது உணவளித்தால், அதனை ஆற்றலாக மாற்றி நமக்கு உதவுகிறது. நாம் கடிகார நேரத்திற்கு உணவளித்தால் உடல் தன் தேவையற்ற உணவைப் புறக்கணிக்கிறது. கழிவாக மாற்றி ஆற்றல் பெறாமல் வெளியேற்றுகிறது. பசி என்பது உடலின் அடிப்படை மொழி. தற்கால மனிதர்களில் பெரும்பாலோர்

பசி என்ற உணர்வைச் சந்தித்ததே இல்லை.

நாம் உணவைச் சாப்பிடும் முன்னால், பசியை நுகர வேண்டும். அப்படி, பசித்துப் புசிக்கும்போது உடலின் தேவை முழுமையாக நிறைவேறுகிறது. இப்போது, புதிதாக 'இயற்கை மருத்துவம்' என்ற பெயரில் தண்ணீரை அதிகாலையில் லிட்டர் லிட்டராக குடிக்கும் பழக்கம் வந்திருக்கிறது.

பசி என்ற உணர்வு எப்படி உணவைக் கேட்கிறதோ, அதே போன்று தாகம் என்ற உணர்வு தண்ணீர் கேட்கிறது.

தாகமில்லாத அதிகாலையில் ஒன்றரை லிட்டர் தண்ணீரைக் குடித்துப் பாருங்கள். முதன் முதலாக நீங்கள் முயற்சிக்கும்போது உடல் அதை நிராகரிக்கும். வாந்தியுணர்வைப் பெறுவீர்கள். வாந்தி என்பது உடலின் நிராகரிப்பு என்பதை நாம் ஏற்கனவே அறிந்திருக்கிறோமல்லவா?

தாகமின்றித் தண்ணீர் அருந்துவதும், பசியின்றி சாப்பிடுவதும் இயற்கை மீறல். இதனை நாம் நவீன விஞ்ஞானத்தைப் பின்பற்றி கட்டாயமாகச் செய்து வந்தால் என்ன ஆகும்?

1. பசிக்கும்போது நீங்கள் உணவை மறுத்து வந்தால், பசி உங்களைப் புறக்கணிக்கும். நீங்கள் பசி என்ற உணர்வை இழந்துவிடுவீர்கள்.

2. பசிக்காதபோது நீங்கள் உணவைத் திணித்தால், உணவைக் கண்டாலே வெறுப்பாக இருக்கும். உணவை பசி புறக்கணிக்கும். பசிக்கிறபோது சாப்பிட முடியாது.

3. தாகமில்லாதபோது நீங்கள் தண்ணீர் குடித்து வந்தால், தாகம் நீரைப் புறக்கணிக்கும். தண்ணீரை லிட்டர் லிட்டராகக் குடித்தாலும் உங்கள் தாகத்தைத் தணிக்க முடியாது.

4. தாகமிருக்கும்போது நீங்கள் நீரை மறுத்து வந்தால், தாகம் உங்களைப் புறக்கணிக்கும். தாகம் என்ற உணர்வை இழந்துவிடுவீர்கள்.

பசியையும் தாகத்தையும் தொடர்ந்து உணராமல் இருப்போமானால், செரிமானக் கோளாறு துவங்கி சர்க்கரை நோய் வரைக்கும் எல்லாவிதமான தொந்தரவுகளுக்கும் உடல் இடம் கொடுக்கும்.

பசி, தாகம், தூக்கம் போன்ற உணர்வுகள் இயற்கையான உடலின் தேவைகள். உடலின் தேவைகளை அறிந்து அதற்கு மாறு செய்யாமல் துணை நின்றால் ஆரோக்கியம் நிரந்தரமாகும்.

Sound Body; Sound Mind

- என்பார்கள் மேலை நாட்டு அறிவியலாளர்கள். ஆரோக்கியமான உடலிலிருந்தே ஆரோக்கியமான நற்சிந்தனைகள் பிறக்கும்.

ஆரோக்கியமற்ற உடல் எதிர்வினை எண்ணங்களையே ஏற்படுத்தும். கவலை, துக்கம், பயம், கோபம், வெறுமை, பெருமை... போன்ற உணர்ச்சிகள் மனித இயல்புகள் அல்ல. நோயுற்ற உடலால் தோற்றுவிக்கப்படும் நோயுற்ற எண்ணங்கள்.

உடல் வளர்த்து உயிர் வளர்ப்போம்!

5

விதிப்படி நடக்கும்!

விதி என்பதை - யாரோ ஒருவர், ஒவ்வொரு மனிதனின் தலையிலும் எழுதிவிடுவது என்று புரிந்துகொள்வது அபத்தமானது.

விதி என்ற சொல் இயற்கையின் ஒழுங்கமைவை, இயற்கை விதிகளைக் குறிக்கிறது.

விதி என்றால் கட்டுப்பாடு, வரையறை.

பிரபஞ்ச அமைப்பே உடலமைப்பு. உடலின் அமைப்பே பிரபஞ்சம் (Micro cosm is Macro cosm). ஒவ்வொரு உள்ளுறுப்பின் செயல்பாடும் ஒத்திசைந்த உடலின் இயற்கை விதிப்படியே நடக்கிறது.

உடலின் இயற்கையை - உள்ளுறுப்புகளின் இயக்கத்தை அறிந்துகொள்ள உடலை அறுத்துப் பார்க்கும் மருத்துவப் படிப்பு தேவையில்லை. சிந்தித்துணரும் அடிப்படை அறிவே அவசியமானது.

ஏட்டுச் சுரைக்காய் கறிக்கு உதவாததைப்போல, பள்ளிப் படிப்பு அறிவுக்கு அவசியமில்லை.

நாம் உண்கின்ற உணவைச் செரிக்க இரைப்பை மட்டுமே போதுமானதா? இல்லை. ஒட்டுமொத்த உடலும் செரிமானத்திற்கு உதவுகிறது. எப்படி?

1. வாயில் அரைக்கப்பட்டு உணவுக்குழாய் மூலம் இரைப்பையை அடைகிறது உணவு.

2. உணவின் சக்தியை வாயில் அரைக்கப்படுவது முதல் பிரித்தெடுக்கிறது மண்ணீரல்.

3. கல்லீரல், பித்தப்பை இவற்றிலிருந்து வெளிவரும் அமிலங்கள் செரிமானத்தில் பேருதவி புரிகிறது.

4. சிறுகுடலிற்கு வந்த உணவுக் கூழை, சக்தியைப் பிரித்தெடுத்து பெருங்குடலிற்குத் தள்ளுகிறது சிறுகுடல்.

5. தனக்குள் வந்த உணவுச் சக்கையை மீண்டும் சக்தி பிரித்து, நுரையீரலின் துணையோடு மலப்பைக்குத் தள்ளுகிறது பெருங்குடல்.

6. மண்ணீரல் மூலமாகவும், சிறுகுடல் மூலமாகவும் உறிஞ்சப்பட்ட சக்தியை ரத்தத்தின் மூலம் ஒவ்வொரு அணுவிற்குள்ளும் கொண்டு சேர்க்கிறது இதயம்.

7. சக்தி பிரித்தெடுப்பில் கிடைத்த கழிவுகளை மீண்டும் சுழற்சிக்கு உட்படுத்தி சக்தியை எடுத்துக்கொண்டு, எஞ்சியதை சிறுநீராகப் பிரித்து, சிறுநீர்ப்பை மூலம் வெளியேற்றுகிறது சிறுநீரகம்.

... இது செரிமான இயக்கத்தின் வெளிப்படையான பகுதி. இதன்படி, செரிமானம் என்பது ஒன்றிரண்டு உறுப்புகளின் தனித்த இயக்கமா? அல்லது ஒட்டுமொத்த உடலின் இணைந்த இயக்கமா?

உடலின் ஒவ்வொரு உள்ளுறுப்பும் தன் இயற்கை விதிப்படி, ஒருங்கிணைந்து உடலின் இயக்கத்திற்குத் துணைபுரிகிறது.

இயற்கையின் எந்த ஒரு இயக்கமும் விதியை மீறியது அல்ல. நம் வெளிப்புற அறிவால் அதனைக் கட்டுப்படுத்தவோ, மாற்றியமைக்கவோ முடியாது.

ஒவ்வொரு உறுப்பும் உடலியக்கத்தில் எப்படிப் பங்குபெறுகிறது என்பதை அறிய உடலின் அடிப்படை விதியை அறிந்தால் போதுமானது. தனித்தனி உறுப்பின் செயல்களை அறியவேண்டிய அவசியமில்லை.

6

ஒன்றும் ஒன்றும் இரண்டல்ல

உடல் என்பதை நாம் எப்படிப் புரிந்து கொள்ளலாம்?

உடல் உறுப்புகளால் ஆனது.

உறுப்புக்கள் உள் அவயங்களால் ஆனவை.

உள் அவயங்கள் தசைத் துண்டுகளால் ஆனவை.

... இப்படித் தொடரும் பிரிப்பில் கடைசியாய்க் கிடைக்கும் அலகு உயிரணு.

உயிரணுக்களால் ஆனது திசு. திசுக்களால் ஆனது உறுப்பு. உறுப்புகளால் ஆனது உடல்.

இயற்கை விதிகளை உணர்ந்துகொள்ள உடலை அறிந்துகொள்வது எப்படிப் போதுமானதோ, அதேபோன்று உடல் இயக்கத்தை அறிந்துகொள்ள அணுவின் இயக்கமே போதுமானது.

கண்ணிற்கே தெரியாத உயிரணுவை அருவம், உருவம், அருஉருவம்... என்று துவங்கி 9000 வகையான இயக்கங்களைக் கூறுகிறது நம் பாரம்பரிய மருத்துவங்கள். இவ்வளவு நுடபமும் ஆழ் சிந்தனையும் கூட உடலைப் புரிந்துகொள்ள அவசியமில்லை.

உயிரணுவின் அடிப்படை இயக்கம் ஒன்றே ஒன்றுதான். அதுதான் செரிமானம்.

இந்த செரிமானம் என்பது உண்ணுவதும், வெளித்தள்ளுவதும் இணைந்த இயக்கம்.

இதை வேறு வார்த்தைகளில் கூறுவதானால்-

1. உட்கிரகித்தல் (Assimilation)

2. வெளியேற்றுதல் (Dissimilation)

... எனக் கூறலாம்.

இது இரண்டு செயல்களாய் காணப்பட்டாலும், இரண்டும் ஒன்றுதான். உட்கிரகித்தலின் இறுதிப்பகுதி வெளியேற்றுதல். வெளியேற்றத்தின் துவக்கம் உட்கிரகித்தல். எல்லா உடலியக்கமும் இந்த அடிப்படையைக் கொண்டதுதான்.

சுவாசம் - என்பது உள்ளிழுத்தலும், வெளியிடுதலும்.

இமைத்தல் - என்பது மூடுவதும், திறப்பதும்.

இதயத்துடிப்பு - என்பது அனுமதிப்பதும், வெளியேற்றுவதும்.

... இவை எல்லாமே ஒரு இயக்கத்தின் இரு தன்மைகள். இவ்விரண்டு தன்மைகளும் இணைந்ததே ஓர் இயக்கம்!

மனிதர்கள் கடவுள்களைப் படைத்துக் கொள்வதற்குக்கூட, இவ்விரு தன்மைகளைத்தான் பயன்படுத்தியிருக்கிறார்கள். (படைத்தல், அழித்தல்).

ஓர் உயிரணு எதற்காக இந்த இயக்கத்தை மேற்கொள்கிறது?

உயிர் வாழ்வதற்காக!

உயிர்வாழ அவசியத் தேவைகள் எவை என்பதை இந்த உயிரணுக்கள் நமக்கு உணர்த்துகின்றன.

உயிர்வாழ ஆற்றல் (சக்தி) தேவை. இந்த ஆற்றலைப்பெற உணவும், உணவைப் பயன்படுத்த உட்கிரகித்தல் வெளிப்படுத்துதலும் தேவையாகின்றன.

உணவு என்பது ஆற்றலை உள்ளடக்கியுள்ளது. ஆனால், அந்த ஆற்றலைப் பெற நடைபெறும் சிதைத்தல் கழிவுகளையும் கொண்டிருக்கிறது. ஆற்றலைப் பெறுவது என்றால், கழிவுகளை வெளியேற்றுதல் என்ற தன்மையையும் சேர்த்துதான் குறிக்கிறது.

நெல்லிலிருந்து அரிசியைப் பிரித்தெடுக்க உமி என்ற மேற்தோலை நீக்க வேண்டியிருக்கிறது அல்லவா? அப்படி, கழிவுகளை நீக்கி ஆற்றலைப் பெற்று தன்னைக் காத்துக் கொள்கிறது உயிரணு. அல்லது உயிரணுக்களால் ஆன உடல்.

இப்போது மீண்டும் கேள்விக்கே திரும்புவோம். உயிர்வாழ அவசியத்தேவை பெறுதலும், நீக்குதலுமான ஒரே செயல் மட்டும்தான்.

இப்படியான உடல் இயக்கத்தில் ஆற்றலை உடல் எவ்வாறு பயன்படுத்துகிறது என்பதை விளங்கிக் கொண்டோமானால் நாம் உடலை அறிந்து கொண்டவர்களாவோம்.

7

படைத்தலும், காத்தலும்

உடலின் அடிப்படைப் பணி சக்தியைப் பெறுவது மட்டும்தான். சக்தியைப் பெறுதல் என்பது உணவை உண்ணுதல், கழிவை வெளியேற்றுதல் என்ற இரட்டைத் தன்மைகளாகத் தோற்றமளிக்கின்றன.

'அருந்தியது - அற்றது போற்றி உணின்' என்று முடிகிறது ஒரு திருக்குறள்.

அருந்தியதும் அற்றதும்தான் ஆற்றலைப் பெற்றுத்தருகிறது. இந்த சக்தியின் பயன்பாடு என்ன? இதை நம் உடல் எந்தெந்த வகைகளில் பயன்படுத்திக் கொள்கிறது?

உணவின் வழியாகவும், மூக்கு மற்றும் தோல் சுவாசங்களின் மூலமாகவும் பெறப்படும் சக்தியை மூன்று விதங்களில் உடல் பயன்படுத்திக் கொள்கிறது.

1. இயக்க சக்தி
2. செரிமான சக்தி
3. பராமரிப்பு சக்தி

} சமமான ஆற்றல் பகிர்வு

1. இயக்க சக்தி:

நம் இயக்கத்திற்குத் தேவையான சக்தி, உள் உறுப்புகளின் தன்னிச்சையான இயக்கத்திற்கும், நம் தேவைக்கேற்ப நாம் இயக்கும் கைகள், கால்கள், கண்கள், வாய் போன்றவற்றின் புற இயக்கத்திற்கும் இயக்க சக்தி செலவாகிறது.

கண்களால் பார்ப்பது, காதல் கேட்பது, மூக்கால் நுகர்வது, கைகளால் செய்வது, கால்களால் நடப்பது... என நம் ஒவ்வொரு செயலுக்கும் இயக்க சக்தியே அடிப்படையாக அமைகிறது.

2. செரிமான சக்தி:

நாம் உண்ணும் உணவு, சுவாசிக்கும் காற்று இவற்றை செரித்து சக்தியைப் பிரித்தெடுக்க செரிமான சக்தி அவசியமானது. இச் செரிமானம் ஒழுங்காக நடைபெறவில்லை என்றால் மொத்த உடலுக்குத் தேவையான சக்தி கிடைப்பதில் தடை ஏற்படும். சக்தியின் பிற பணிகளான இயக்க, எதிர்ப்பு சக்திகளும் செரிமான சக்தியையே நம்பியுள்ளன.

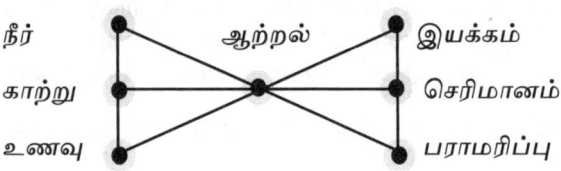

3. பராமரிப்பு சக்தி:

இது உடலைப் பராமரிக்கும் சக்தி.

1. இயக்க சக்தியும், செரிமான சக்தியும், உடலில் அன்றாட கழிவுகளைத் தோற்றுவிக்கின்றன. இவற்றை உடலிற்குத் துன்பம் தராத வகையில் வெளியேற்றுவதற்கு நோய் எதிர்ப்பு சக்தி உதவுகிறது.

2. தினசரி இயக்கத்தால் சோர்வடையும் வெளி, உள் உறுப்புகளைப் புத்துணர்வு பெறவைத்து அவற்றைப் பராமரிக்கும் பணியை பராமரிப்பு சக்தி மேற்கொள்கிறது.

3. உடலிற்கு ஏற்படும் பாதிப்புகளை நீக்குவதற்கும், கழிவுகள் உடலில் தேங்கிவிட்டால், அவற்றை வெளியேற்றி, தேக்கத்தால் ஏற்படும் பாதிப்புக்களை சீர்செய்வதற்கும் பராமரிப்பு சக்தி பயன்படுகிறது.

இதுதான் ஆரோக்கியமான உடலின் ஆற்றல் பங்கீடாகும். இவை சமமான அளவில் நடைபெறுவதே உடல்நலம்!

இந்த இயல்பான இயக்கம் நடைபெறுவதற்கு உடல் யாருடைய உதவியையும் நாடுவது இல்லை.

நாம் பார்க்க, பேச, நடக்க யாராவது உதவி செய்ய வேண்டுமா? இல்லை. நம் இயக்கத்திற்கு யாருடைய துணையும் தேவையில்லை.

பசியை, தாகத்தை உடல் அறிவிக்கிறது. நீங்கள் உணவையும், நீரையும் தருகிறீர்கள். இதற்கும் யாருடைய உதவியும் உடலிற்குத் தேவையில்லை.

உணவை ஜீரணித்து சிறுநீரையும், மலத்தையும் நீக்குகிறது. காற்றைத் தானாகவே சுவாசித்து, அசுத்தக் காற்றை வெளியேற்றுகிறது.

இந்த இயல்பான நடவடிக்கைகளைப் போலத்தான் சீர்கேடு அடைந்துள்ள உள்ளுறுப்புகளை புதுப்பிப்பதும்! தன்னைத் தானே கட்டமைத்துக் கொள்ளும் ஆற்றல் உடலிற்கு எப்போதுமே உண்டு.

ஒரு மோட்டார் பைக்கை நாம் பெட்ரோல் என்ற உணவைக் கொடுத்துப் பயன்படுத்துகிறோம். பைக்கின் இயக்கத்தில் பெட்ரோல் எரிக்கப்பட்டு சக்தி பெறப்படுகிறது. கழிவுகளைப் புகையாக வெளித்தள்ளுகிறது. இதே வேலையைத் தொடர்ந்து செய்யும்போது புகைக்கரியின் அடைப்பும், வடிகட்டி (Filter) இயக்கமும், மெல்ல மெல்ல பாதிப்படைகிறது. இதை சர்வீஸ் மூலம் சரிசெய்துகொள்ள வேண்டியிருக்கிறது.

மோட்டார் பைக் என்பது மிகச் சாதாரணமான இயந்திரம். அதற்கே உணவை எரித்துக் கழிவை வெளித்தள்ளும் இயக்கம் இருக்கிறது. ஆனால் தேங்கிய கழிவை வெளியேற்றவோ அல்லது கேடடைந்த பகுதியைச் சீரமைக்கவோ அந்த இயந்திரத்திற்கு ஆற்றல் கிடையாது.

ஏனெனில், இயந்திரம் அடிப்படையில் உயிரற்றது.

நாம் மனித உடலை எப்போதுமே 'ஒரு அற்புதமான இயந்திரம்' என்றே கருதுகிறோம். அதன் உயிரை, ஆற்றலை உணரத் தவறுகிறோம்.

உடல் தவறான உணவைக் கண்டுபிடித்து வெளித்தள்ளுகிறது. தூய்மையற்ற காற்றைப் புறக்கணிக்கிறது. இன்னும், கழிவுகளை வெளியேற்றி அணுக்களைப் புதுப்பிக்கிறது.

ஒரு உடலின் பணி இவ்வளவுதானா? இல்லை. நாம் செய்யும் விதிமீறல்களால் ஏற்படும் கேடுகளை அகற்றி உடலிற்கு மீண்டும் புத்துணர்வு அளிக்கிறது.

ஒரு சிறிய கத்தியால் நம் விரலைக் கீறிக் கொள்கிறோம். ரத்தம்

பெருக்கெடுத்து உடலிலிருந்து அனைத்தும் வெளியேறிவிடுகிறதா?

இல்லை. ஒன்றிரண்டு நிமிடங்களில் ரத்த உறைவை ஏற்படுத்தித் தனக்குத் தேவையான ரத்தத்தை வெளியேறவிடாமல் தானே தடுத்துக்கொள்கிறது.

எப்போதுமே உடல் கழிவுகளை வெளியேற்றுமே தவிர, தேவையான ஓர் அணுவையும் வெளியேற்றாது. ஏற்கனவே நாம் பார்த்த தும்மலும், வாந்தியும், வயிற்றுப்போக்கும் எதை உணர்த்துகின்றன?

உடல் கழிவுகளை வெளியேற்றும் என்பதை! ரத்த உறைவின் மூலம் உடல் எதைத் தெரிவிக்கிறது?

உடல் கழிவுகளை மட்டுமே வெளியேற்றும் என்பதை! அப்படியானால் இன்று நாம் விதவிதமான நோய்களுக்கு ஆட்பட்டுத் துன்பம், அனுபவிக்கிறோமே? எதனால்? அவற்றுக்கு உடல் காரணமல்ல என்பதை ஏற்கனவே தெளிந்துள்ளோம்.

தேறான் தெளிவும் தெளிந்தான்கண் ஐயுறவும்

தீரா இடும்பைத் தரும்

- என்கிறது குறள்.

நாம் கற்றுத் தெளிந்த, உணர்ந்து தெளிந்த ஒன்றை சந்தேகிப்பது, தீராத கஷ்டங்களைத் தரும் என்பது இதன் பொருள். சந்தேகத்தின் பலனை நாம் அறுவடை செய்துகொண்டுள்ளோம்.

8

நோய் என்பது கற்பனை!

மனித உடல் எப்போதுமே தவறு செய்வதில்லை என்றால், இன்று உலக மக்களின் நோய்கள் எங்கிருந்து வந்தன?

அவை அனைத்தும் நம் விதிமீறல்களின் விளைவு! அப்படியானால் நாம் இந்த விதிகளை மீறுவதை நம் உடல் வெறுமனே பார்த்துக்கொண்டுதான் இருக்கிறதா? அல்லது எச்சரிக்கை செய்கிறதா?

மிகக் கடுமையான எச்சரிக்கைகளை நம் உடல் நமக்குத் தெரிவித்துக்கொண்டே இருக்கிறது. ஆனாலும், நாம் கண்டுகொள்வதில்லை.

ஆரோக்கியமான மனித உடலின் ஆற்றல்- இயக்கம், செரிப்பு, பராமரிப்பு... என மூன்று விதங்களில் செயல்படுவதை நாம் அறிந்தோம். இந்த ஆற்றல் பங்கீட்டில் நம் விதிமீறல்கள் மாற்றத்தை ஏற்படுத்துகின்றன.

பசி இருக்கும்போது உண்ண வேண்டிய உணவை, பசியற்ற நிலையில் தினமும் உண்டு வருகிறார் ஒருவர். இப்படி தினமும் செரிப்பு நடவடிக்கையைப் பற்றித் துளியளவும் கவலையின்றி அவரின் உடலுக்கு ஊறு விளைவிக்கும் நடவடிக்கைகளைத் தொடர்கிறார்.

அவரது உடல் தேங்கும் கழிவுகளை நீக்க நேரமின்றி, மீண்டும் மீண்டும் வயிற்றில் விழும் உணவுகளை வெளித்தள்ளும் வேலையை மட்டுமே செய்துவருகிறது. கழிவுகள் மிக அதிக அளவில் தேங்கி, உடலின் குறைந்தபட்ச பணிகளையே செய்யத் தடை ஏற்படுகிறது.

நம் உடலில் எந்தப் பகுதியில் வேண்டுமானாலும் கழிவுகள் தேங்கலாம். எந்த வகையான கழிவுகளாகவும் இருக்கலாம். காற்றுக்கழிவு, மலக்கழிவு, சளிக்கழிவு, நீர்க்கழிவு என எவ்வகைக் கழிவானாலும் சரி, அதை தேக்கமுற்ற பகுதியிலிருந்து வெளியேற்ற உடல் தீவிர நடவடிக்கைகளை மேற்கொள்கிறது.

ஒரு இடத்திலிருந்து கழிவை வெளியேற்ற சராசரி வெப்ப சக்தியைவிட, சற்று உயர்வான வெப்பம் தேவைப்படுகிறது. எங்கோ ஒரு உறுப்பில் தேங்கிய கழிவுகளை வெளியேற்ற உடல் முழுவதும் சீரான வெப்பநிலை உயர்வு தூண்டப்பட்டு காய்ச்சலாக வெளிப்படுகிறது.

இப்போது காய்ச்சல் என்பது நோயா? அல்லது கழிவுகளை வெளியேற்றும் நடவடிக்கையா?

கழிவுகளை வெளியேற்ற ஏற்பட்ட காய்ச்சல் நம் உடல் ஆற்றல் பகிர்வில் பெரும் மாற்றத்தை ஏற்படுத்துகிறது.

நம் உடலால் பெறப்பட்ட ஆற்றல்- இயக்கம், செரிமானம், பராமரிப்பு ஆகியவற்றுக்கு சமமாகப் பிரித்துப் பயன்படுத்தப்படுகிறது.

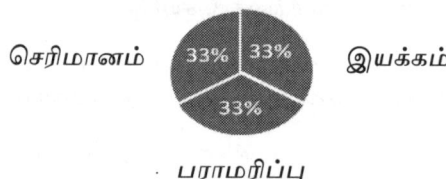

சாதாரணமான உடல் நிலையில் உணவு, காற்றின் மூலம் உடல் பெறும் ஆற்றல் 99 விழுக்காடு என வைத்துக்கொள்ளலாம்.

அதில் இயக்கத்திற்கு 33%, செரிமானத்திற்கு 33%, சீரமைப்பிற்கு 33% என ஆற்றல் பங்கீடு நிகழ்கிறது.

கழிவு வெளியேற்றம் பின்வரும் முறைகளில் நிகழ்கிறது.

நிலை 1: உடலில் தேங்கியுள்ள கழிவின் அளவு மற்றும் தன்மை 33% க்கு உட்பட்டதாக இருக்குமானால், அன்றாடம் உடலால் ஒதுக்கப்படும் பராமரிப்பு சக்தியே போதுமானது. தன் 33% சதவீதத்திற்கு உட்பட்ட கழிவுகளை நாம் எதையும் அறியாவண்ணம் சீரமைப்பு சக்தி உடலிலிருந்து அகற்றுகிறது.

நமக்கு எப்போதாவது ஏற்படும் தலைவலி, வயிற்றுவலி, லேசான சூடு இன்னும் ஏதோ செய்வது போன்ற உணர்வு, இவைகள் இவ்வகைக் கழிவு வெளியேற்றத்தின் அறிகுறிகள். இந்த தொந்தரவுகள் தானே தோன்றி தானே மறைகின்றன. நம் அனைவருக்கும் இவ்வுணர்வுகளின் அனுபவமிருக்கும். இது பராமரிப்பு சக்தியின் வரம்புக்குட்பட்ட

பராமரிப்பு வேலை என்பதால், இந்நிலையில் காய்ச்சல் தோன்றாது. அல்லது வெளிப்படாது.

நிலை 2: கழிவுகளின் அளவு மற்றும் தன்மை 50% ஆக இருக்குமானால், பராமரிப்பு சக்தி காய்ச்சலை வெளிப்படுத்துகிறது.

இப்போது காய்ச்சல் என்பது உடலின் ஆற்றல் பகிர்வுக்கு உடலாலேயே ஏற்படுத்தப்பட்ட அவசரத் தடையாகும்.

பராமரிப்பு சக்தி தன்னுடைய பங்கீடான 33% சதவீதத்தை செலவழித்த நிலையில், அடுத்த இயக்கமான செரிமானத்தைத் துணைக்கு அழைக்கிறது. செரிமான சக்தியின் ஆற்றல் பங்கீடான 33% சதமும் பராமரிப்பு சக்தியாக மாற்றம் பெறுகிறது.

உடலின் உள்ளே நிகழும் இந்த ஆற்றல் மாறுபாடு நமக்கும் உடலால் அறிவிக்கப்படுகிறது.

செரிமான இயக்கம் நோயெதிர்ப்பு இயக்கமாக உருமாறியுள்ள நிலையில் பசி முற்றிலுமாக குறைந்து போகும். செரிமானத்தின் முக்கியப் பகுதியான பசியும், தாகமும் குறைவதன் மூலம் ஜீரண மண்டலத்தில் செலவாக வேண்டிய சக்தியை பராமரிப்பு சக்தியாக மாற்றியமைக்க உடலால் முடிகிறது.

காய்ச்சல் அதிகமுள்ள நபருக்குப் பசியும், தாகமும் தானாகவே காணாமல் போகிறது. ஏனெனில் உடலின் அதிமுக்கிய இயக்கமான வெளித்தள்ளும் இயக்கம் (Elemination) நடைபெறும்போது, உட்கிரகிக்கும் இயக்கம் (Assimilation) நடைபெறாது. இது உடலின் இயல்பு.

மேற்கண்ட வெளிப்பாடுகளின் மூலம் உடல் நமக்கு ஆற்றல் பகிர்வு மாற்றத்தை உணர்த்துவது உண்மைதானே?

நிலை 3: பராமரிப்பு சக்தியின் சுயபங்கிடான 33% மும், செரிமான சக்தியின் 33% மும் இணைந்து கழிவுகளை வெளியேற்ற முயல்கிறது. இந்நிலையில் பசி தாகமற்ற உணர்வு வெளிப்படுவதை அறிந்தோம். இவ்விரண்டு சக்திகளை விட கழிவுகளின் அளவு மற்றும் தன்மை அதிகமானதாக இருந்தால் உடல் என்ன செய்யும்?

கடைசியாய் உடலில் எஞ்சியுள்ள இயக்க சக்தியின் ஒரு பகுதியை பராமரிப்பு சக்தியாக மாற்றுகிறது.

ஏன் ஒரு பகுதியை மட்டும் மாற்றுகிறது? ஏனென்றால், உடலின்

அனிச்சை இயக்கங்களான சுவாசம், இதயத்துடிப்பு, உள்ளூறுப்பு இயக்கங்கள் உயிரைப் பாதுகாப்பதற்கு அவசியமல்லவா?

எனவே இந்த அத்தியாவசிய இயக்கங்களுக்கான சக்தியை மட்டும் விட்டுவிட்டு, எஞ்சிய ஆற்றலை பராமரிப்பு சக்தியாக மாற்றுகிறது.

இயக்க சக்தியின் இம்மாறுதலால் உடலின் புற இயக்கங்கள் நின்றுபோகின்றன.

நம்மால் நடக்கவும் பேசவும், இயங்கவும் முடியாது. காய்ச்சலின் உச்சகட்டத்தில், இந்நிலையை நாம் உணரமுடியும். கழிவு வெளியேற்றப் போராட்டம் இன்னும் தொடருமானால், நோயாளி மயக்கநிலைக்குச் சென்றுவிடுவார். அல்லது கோமா எனப்படும் ஆழ்மயக்க நிலைக்குச் செல்வார்.

கழிவு வெளியேற்றம் படிப்படியாக நிகழும்போது இயக்க சக்தியும் பின்பு செரிமான சக்தியும் தன் இயல்பு நிலைக்குத் திரும்பிவிடும்.

கண் விழிக்கும் நோயாளிக்கு மெதுமெதுவாக புற இயக்கங்கள் நடைபெற உடலின் அனுமதி கிடைக்கும்.

முழுமையான இயக்கம், மீண்டபின்பு, முதலில் தாகமும் தொடர்ந்து பசியும் தோன்றி உடலின் முழுமையான வெற்றியை நமக்கு அறிவிக்கின்றன.

படிப்படியாக உடலின் உட்புறம் நிகழும் செயல்களை நாம் உணரும் வண்ணம் அறிவிப்பதே உடலின் தலையாய வேலையாகும்.

ஏனெனில், உடலின் முதல் எதிரி நாம் தானே?

9

விஞ்ஞானம் தரும் நோய்கள்

உடலினுள்ளே ஏற்படும் மாற்றங்களையே நாம் கஷ்டங்களாக உணர்கிறோம். கழிவு வெளியேற்ற இயக்கத்தை முழுமையாக நடைபெற அனுமதிப்பதே ஆரோக்கியத்திற்கான ஒரே வழி.

கழிவு வெளியேற்றத்திற்குப் பெயர் வைத்து நோய்கள் என்ற கற்பனையை நமக்கு நாமே ஏற்படுத்திக்கொண்டுள்ளோம்.

கழிவு வெளியேற்றத்தின் ஒவ்வொரு நிலையையும் நாம் உணர்ந்து இருந்தாலே போதும். உடல் தன் ஆரோக்கியத்தை தானே மீட்டெடுக்கும்.! அப்படி என்னதான் இடையூறுகளை நாம் செய்கிறோம்?

நாம் ஏற்கனவே அறிந்த, காய்ச்சலின் இரண்டாவது நிலைக்குத் திரும்புவோம்.

இப்போது செரிமான சக்தி உடலின் தேவை கருதி பராமரிப்பு சக்தியாக உருமாறுகிறது. இந்நிலையில் பசி, தாகம் போன்ற உணர்வுகள் இல்லை என்பதை உடல் நமக்கு அறிவிக்கிறது.

இப்போது நாம் என்ன செய்கிறோம்?

தாகமற்ற நிலையில் தண்ணீர் அருந்துகிறோம்.

பசியற்ற நிலையில் சாப்பிடவும் செய்கிறோம்!

காய்ச்சலின் போது தண்ணீர் குடித்தால் சீக்கிரம் வியர்த்துக் காய்ச்சல் நிற்கும் என்று நினைக்கிறோம். அதேபோல, வெறும் வயிறாய்க் கிடந்தால், உடலின் சக்தி (சத்து) குறையும் என்றும் கருதி நன்றாகச் சாப்பிடுகிறோம்.

உடலின் உள்ளே கழிவுகளோடு போராடும் பராமரிப்பு சக்தி, அவசர அவசரமாக அந்த வேலையைத் தற்காலிகமாக நிறுத்திவிட்டு வயிற்றில் விழுந்த உணவை செரிக்காத நிலையில் வெளியேற்ற முயல்கிறது.

இப்போது, காய்ச்சல் குறைந்தது போன்று தற்காலிகமாகத் தோன்றும். உணவை மலக்குடலிலும், நீரை தோலிற்கும் சிறுநீரகத்திற்கும் தள்ளிவிட்டுவிட்டு மீண்டும் பராமரிப்பு சக்தி உருவாகும்.

இப்போது காய்ச்சல் மீண்டும் தோன்றும். செரிமான சக்தி பராமரிப்பு சக்தியாக மாறும்போது நம்முடைய வாயில் கசப்புச் சுவையை ஏற்படுத்திவிட்டுப் போகும்.

இந்தக் கசப்பின் அர்த்தம் என்ன?

"சுவை தெரியாமல் இருந்தாலாவது இவன் சாப்பிடாமல் இருப்பானா பார்ப்போம்" என்பதுதான்.

இப்போது நாம் மீண்டும் என்ன செய்கிறோம்? புளித்து, நொதித்துப்போன பன் ரொட்டியையும், எப்போதும் செரிக்கவே முடியாத பாலையும் வாயின் வழியே கசந்தாலும்கூட உள்ளே தள்ளுகிறோம். மீண்டும் பராமரிப்பு செரிமானமாக மாறி, வாந்தியாக வெளித்தள்ளுகிறது.

"நான் வேறு வேலையாக இருக்கிறேன். வெளியே போ..." என்று உடல் கூறுகிறது.

'வெறும் வயிறு பலம் குறைக்கும்' என்று நம் அறிவு சகல உத்திகளையும் பயன்படுத்தி, வாந்தியுணர்வை அடக்கி உணவை உள்ளே தள்ள முயல்கிறது. உள்ளே போன உணவு என்னவாகும்?

நாம் முன்பக்கங்களில் பார்த்தபடி வாந்தி பேதியாக மாற்றப்பட்டு மலக்குடல் வழியே வெளியேற்றப்படும்.

இவ்வளவுதானா நம் அறிவின் முயற்சி? இல்லை. காய்ச்சலோடு, வாந்தி பேதி இருப்பதால் நேரடியாக ரத்த நாளம் (Veins) மூலம் குளுக்கோஸ் ஏற்றப்படுகிறது. அல்லது கொடூரமான ரசாயன மருந்துகள் கொடுக்கப்பட்டு வெளியேற வேண்டிய பேதியையும் வாந்தியையும் பத்திரமாக உள்ளேயே வைத்துக்கொள்ள ஏற்பாடு செய்யப்படுகிறது.

சாதாரண கழிவுகளின் தேக்கத்தையே வெளியேற்றப் போராடிக் கொண்டிருந்த பராமரிப்பு சக்தி புதிய ரசாயனங்களின் வருகையால் நிலைகுலைந்து போகிறது. கழிவுகளின் தேக்கத்தையும் அதனால் பின்னால் ஏற்படப்போகும் நோய்களையும் அப்படியே விட்டுவிட்டு செய்வதறியாமல் திகைக்கிறது. இப்போது காய்ச்சல் தானாகவே

காணாமல் போகும்!. உடல், தன்னுள்ளே வந்த ரசாயனக் கழிவுகளை வெளியேற்ற முயலாது. ஏனெனில், ரசாயனக் கலப்புள்ள ரத்தம் சிறுநீரகத்தால் (Kidney) சுத்திகரிக்கப்பட்டால் சிறுநீரகங்கள் செயலிழக்கும்!

எனவே, ரசாயனக் கழிவுகளை கல்லீரலின் துணையோடு உள்ளேயே அடைத்துவைக்கும். நாட்பட்ட கல்லீரல் நோய்கள் ஏற்படவும், மஞ்சள்காமாலை போன்ற நோய்கள் ஏற்படவும் இந்தக் கல்லீரலின் ரசாயனங்கள் மூலதனமாகப் பயன்படும்.

கழிவு வெளியேற்றம் இரண்டாம் நிலையில் அனுமதிக்கப்படாததே நம் பிற்கால நோய்களுக்குக் காரணமாக இருக்கிறது.

அப்படியானால் மூன்றாம் நிலையில்...?

10

சும்மா இருப்பதே சுகம்!

செரிமான சக்தி பராமரிப்பு சக்தியாக மாறிய நிலையில் நம் குறுக்கீட்டால் எத்தகைய குளறுபடிகளையும் தீங்குகளையும் ஏற்படுத்துகிறோம் என்பதை அறிந்தோம்.

நோயெதிர்ப்பின் உச்சகட்டமான மூன்றாம் நிலையில் நாம் என்ன செய்கிறோம்?

இப்போது, செரிமான சக்தியும், இயக்க சக்தியில் ஒரு பகுதியும் பராமரிப்பு சக்தியாக மாற்றம் பெறுகிறது. இப்போது என்ன நடக்கும்?

நம் அன்றாட இயக்கங்கள் பாதிப்படைந்து நடக்கவும், நிற்கவும் பார்க்கவும், பேசவும் இயலாமல் படுக்கையில் கிடக்கிறோம்.

உடலின் ஒட்டுமொத்த சக்தியும் நோயெதிர்ப்பில் மும்முரமாக இருக்கும்போது இந்நிலை ஏற்படத்தானே செய்யும்?

ஏற்கனவே செரிமான சக்தி இல்லாதபோது சாப்பிடத் தயாரான நாம் இப்போதும் சும்மா இருப்பதில்லை!

உடல் முழுவதும் சக்தியிழந்த நிலையில், அங்கங்கே வலியும், அசதியும் தோன்றுகிறது. ஓய்வெடுக்க வேண்டும் என்ற எண்ணம் வலுப்பெறுகிறது.

என்றாலும், நாம் வேலை செய்யவே முனைகிறோம். நடக்க முடியாதபோது நடக்க முயற்சிக்கிறோம், பார்க்கவே சோர்வு ஏற்படும்போது படிக்கவும், டி.வி. பார்க்கவும் விரும்புகிறோம். இன்னும், பேசமுடியாத நிலையிலும் அதிகமாகப் பேசுகிறோம்.

வலிந்து நாம் செய்யும் இயக்கங்கள் பெரிய அளவில் சக்தியை வீணடிக்கிறது. நம் ஒவ்வொரு செயலும் பராமரிப்பு சக்தியை பாதிக்கிறது.

நோயெதிர்ப்பு இயக்கம் நின்றுபோய் இயக்க சக்தி மீண்டும் தலை தூக்குகிறது. இப்போது நாம் அதிகமாக இயங்க ஆரம்பிக்கிறோம். இயக்க சக்தியைப் பயன்படுத்தும் பொருட்டு நம்மைப் படுத்த படுக்கையாக மயங்கிய நிலைக்குத் தள்ளிவிட்டு, பராமரிப்பு சக்தி உருவாகிறது.

ஏனெனில் எந்த வேலையை எப்போது செய்யவேண்டும் என்பதை உடல் நன்கு அறிந்திருக்கிறது. செரிமானத்தையும் இயக்கத்தையும் விட இப்போது நோயெதிர்ப்பே முதன்மையானது என்று உடல் முடிவு செய்கிறது. ஆகவே, நம்மை மயங்கச் செய்கிறது. உடலின் இயக்கத்திற்கு நாம் சும்மா இருந்து ஒத்துழைப்போமானால் சுகம் பெற முடியும். ஆனாலும், நாம் சும்மா இருப்பதில்லை.

மயக்கமுற்ற நிலையில் தண்ணீரும், சோடாவும் தெளித்து உடலை எழுப்ப முயற்சிக்கிறோம். பின்பு, ரத்த நாளம் வழியே குளுக்கோசையும், ரசாயன மருந்துகளையும் ஏற்றுகிறோம்.

சாதாரண மயக்கநிலை கழிவின் தீவிரத்தைப் பொறுத்து நோயெதிர்ப்பை கைவிட்டு உணர்வுகளாகத் திரும்பும். அல்லது சாதாரண மயக்கம் ஆழ்நிலை மயக்கமாக (கோமா) மாறி நோயெதிர்ப்பை சத்தமின்றி நிகழ்த்தும்.

இப்போதுதான் நம் டாக்டர் கூறுவார்:

"நோயாளி எப்போது கண்விழிப்பார் என்பதை உறுதியாகக் கூற முடியாது. அவர் எப்போது வேண்டுமானாலும் விழிக்கலாம்!"

நாமும் இதை நம்பி மணிக்கணக்கில் நாட்கணக்கில் ஏன் மாதக்கணக்கில் கூட காத்திருக்கிறோம். உடல், தன் கழிவு வெளியேற்றத்தை மெல்ல மெல்ல முடித்துக்கொண்டு பின்பு தான் நினைவு திரும்புகிறது.

இந்த ஆழ்மயக்கத்தின் ஒரு வகையை தற்காலத்தில் மூளைச்சாவு (Brain death) என்றும் கூறுகிறார்கள். கோமாவிலிருந்து பல ஆண்டுகளுக்குப் பின்பு கண்விழித்தவர்களை நாம் கேள்விப்பட்டிருக்கிறோம். ஆனால், தற்கால மருத்துவர்கள் மூளைச்சாவு என்று கூறி அவர் உயிருடன் உள்ளபோதே அவருடைய உள்ளுறுப்புகளை அறுத்தெடுத்து தானமாகக் கொண்டு செல்கிறார்கள்.

இப்போது தன் உறுப்புகள் வெட்டப்பட்டதன் விளைவாய் உடல் உயிரைவிடுகிறது.

சாதாரணக் காய்ச்சலை வாந்தி, பேதி, உடல்வலி, அசதி, இயங்க முடியாமை, மயக்கம், ஆழ் மயக்கம்... என்று நாமே வளர்த்துக் கொள்கிறோம்.

உடலில் எங்கு தேங்கும் கழிவுகளையும் உடல் வெளியேற்றிவிடவே விரும்புகிறது. நாம் கழிவுகளை அதன் போக்கில் வெளியேற அனுமதிப்பதில்லை. பாதுகாக்கவே விரும்புகிறோம்.

கழிவுகளின் தேக்கமே கஷ்டங்களுக்குக் காரணம். கழிவுகளின் வெளியேற்றத்தைத்தான் நாம் நோய் என்று கற்பனை செய்துகொண்டுள்ளோம். அப்படியானால் கழிவுத்தேக்கம் மட்டுமே எல்லா நோய்களுக்கும் காரணமா?

11

கழிவின் தேக்கம் - உயிரைப் போக்கும்!

கழிவுகளின் தேக்கம் என்று ஒற்றை வார்த்தையில் கூறிவிடுவது சுலபமானதுதான். ஆனால், கழிவுகளின் தேக்கத்தால் அது தோற்றுவிக்கும் விளைவுகள் சுலபமானதல்ல.

உலகில் நாம் ஏற்படுத்திக்கொண்டிருக்கும் எல்லா நோய்களுக்கும் கழிவுகள் மட்டுமே காரணமாகும். அதன் தன்மையும் அளவும் தொந்தரவின் வேகத்தைத் தீர்மானிக்கிறது. அது தேங்கியிருக்கும் இடம் பெயரையும் பாதிப்பையும் முடிவு செய்கிறது.

உதாரணமாக இருமல் (Cough) என்ற நோயைக் கவனிப்போம்.

இந்த இருமல் என்பது என்ன? ஏன் ஏற்படுகிறது?

நுரையீரலின் இயக்கக் குறைவு காரணமாக அவற்றில் தேங்கியிருக்கும் சளிக்கழிவை வெளியேற்றும் முயற்சிதான் இருமல்!.

சளி எப்படி நுரையீரலில் தேங்கியது?

- நுரையீரலுக்கு நேரடியான பாதிப்பை ஏற்படுத்தும் புகைப்பழக்கம் அதன் இயக்கக் குறைவிற்கு காரணமாகலாம்.

- உடல் ஏற்றுக்கொள்ள முடியாத குளிர் தன்மையில் சாப்பிட்ட உணவால் நுரையீரல் பலவீனமடையலாம்.

- நம்மால் செரிக்கவே முடியாத கடினப் பொருளான பாலை அதிக அளவில் பயன்படுத்துவதால் நுரையீரலின் சக்தி குறையலாம்.

- அன்றாடம் வெளியேற்றப்படாத மலக்குடல் கழிவுகள் நுரையீரலின் பணியை பாதிக்கலாம்.

- பசியற்றிருக்கும்போது உண்ணும் உணவு காற்றுக் கழிவாக மாற்றப்பட்டு, நுரையீரலை வந்தடையலாம்.

... இப்படிக் காரணங்களை அடுக்கிக்கொண்டே போகலாம். ஆனால் அடிப்படை ஒன்றுதான்.

நம் இயற்கை விதிமீறிய செயல்களால் நுரையீரல் பாதிப்படைந்து தன் தலையாய கடமையான கழிவுகளை வெளியேற்ற முடியாமல் திணறுகிறது.

இந்நிலையில் போதிய எதிர்ப்புசக்தி உடலிற்குக் கிடைக்கும் போது அது தன் வேலைக்குத் திரும்புகிறது. காய்ச்சப்படாத தூய தண்ணீரை அருந்தும்போது, நல்ல பழங்களை உண்ணும் போது, தூய்மையான நீரான மழையில் முழுவதுமாக நனையும் போது உடல் பூரண எதிர்ப்பு சக்தியைப் பெறுகிறது.

எங்கெல்லாம் கழிவுத் தேக்கம் உள்ளதோ அதை நீக்க முயல்கிறது.

இப்படி எதிர்ப்பு சக்தி வலுவடையும் போது, நுரையீரல் தன் சளிக் கழிவை வெளியேற்ற முயலும்.

எப்படி வெளியேற்றும்?

சிறு குழந்தைகளாக இருந்தால், நுரையீரலின் சளி, வாந்தி மூலமாகவும், மலம் மூலமாகவும் சிறிது சிறிதாக வெளியேறும். சளியின் அளவு அதிகமென்றால், இருமலைத் தோற்றுவித்து அதன் மூலம் வெளியேறும்.

பெரியவர்களுக்கு வாந்தி மூலமும், மலம் மூலமும் சளி வெளியேறுவது குறைவு. எனவேதான் இருமல் மூலம் வெளியேற்றுகிறது உடல்.

நுரையீரலில் தேங்கிய சளி உள்ளேயே இருப்பது நல்லதா? அல்லது வெளியேற்றப்படுவது நல்லதா?

கழிவுகள் வெளியேற்றப்பட வேண்டியவை. அவை உடலிலேயே தங்க நேரிட்டால் ஒவ்வொரு உறுப்பையும், அதன் இயக்கத்தையும் பாதிக்கும்.

நாம் இருமலைத்தான் நோயாகக் கற்பனை செய்கிறோம். இன்னும், வெளியேற வேண்டிய சளியை, இருமலை அடக்குவதன் மூலம் பாதுகாக்க முயற்சிக்கிறோம்.

நாம் ஒன்றும் செய்யாமலிருந்தால், சளி தானாகவே இருமல்மூலம் வெளியேறிவிடும். பின்பு இருமல் குறைந்து நுரையீரல் தன்னிலைக்குத் திரும்பும்.

ஆனால் நாம் சும்மா இருப்பதில்லை!

ரசாயன மருந்துகளைக் கொண்டு இருமலை அடக்குகிறோம். என்ன செய்கின்றன இந்த மருந்துகள்?

நுரையீரலில் திரவ வடிவில் வெளியேறத் தயாராக இருக்கும் சளியை இந்த ரசாயன மருந்துகள் வெப்பத்தை ஏற்படுத்தி உலரச் செய்கிறது. திரவவடிவச் சளி இப்போது காய்ந்துவிடுவதால் இருமல் வறட்டு இருமலாக மாறுகிறது.

"சளி நின்றுவிட்டது" என்று நாம் மகிழ்ச்சியடைகிறோம். தொடர்ந்து வெப்பத்தை ஏற்படுத்தும் மருந்துகளால் காய்ந்த சளி துகள்களாக (Powder) பொடியாக்கப்பட்டு நுரையீரலின் நுண் துளைகளில் படியவைக்கப்படுகிறது.

சளி தற்காலிகமாக உருவமாற்றம் அடைந்துவிடுவதால் ஒன்றிரண்டு நாட்களில் இருமல் முற்றிலும் நின்றுபோய்விடுகிறது.

இதுதான் நாம் மேற்கொள்ளும் சிகிச்சையின் விளைவு.

அப்படியானால், காய்ந்து, உறைந்துபோன சளி என்னவாகும்?

பத்திரமாக உடலிலிலேயே தங்கியிருக்கும். எப்போது வரை?

எதிர்ப்பு சக்தி கிடைக்கும் வரை.

நாம் சளிக்காகச் சாப்பிட்ட ரசாயன மருந்துகளை உடல் முதலில் வெளியேற்றி எஞ்சிய நச்சுகளை கல்லீரலின் துணைகொண்டு சேமிக்கிறது.

படிப்படியாக இயல்பு நிலைக்குத் திரும்பும் உடல், நல்ல உணவு, நல்ல நீர், சக்தியுள்ள பழங்கள் போன்றவற்றிலிருந்து ஆற்றலை உள்வாங்கி மீண்டும் எதிர்ப்பு சக்தியைத் தயார் செய்கிறது.

இப்படி எதிர்ப்பு சக்தி தயாராவதற்கு ஒரு வாரம் முதல் பல ஆண்டுகள் வரை கூட ஆகலாம். மீண்டும் கழிவு வெளியேற்றப்பணி துவங்குகிறது. முன்பாவது, சளியை வெளியேற்றும் வேலை மட்டும்தான் இருந்தது. இப்போதோ நுரையீரலின் நுண் துளைகளில்

அடைத்துக் கொண்டுள்ள உலர்ந்த துகள்களை ஈரப்படுத்தி பின்பு சளியாக மாற்றி வெளியேற்ற வேண்டியிருக்கிறது.

இப்போதுதான் இருமலோடு நெஞ்சு எரிச்சல், சளியோடு ரத்தத்துகள் வருதல் போன்றவை ஏற்படும். ரசாயனத்திற்குப் பின்பான இந்தக் கழிவு வெளியேற்றம் முன்பை விட கடுமையானதாகவும் பலமானதாகவும் இருக்கும்.

இப்போது நாம் புதிதாக சளிப்பிடித்துக் கொண்டதாகக் கூறுகிறோம். மழையில் நனைவதாலோ பழங்கள் சாப்பிடுவதாலோ, அல்லது காய்ச்சாத நல்ல நீர் குடிப்பதாலோ சளி பிடிப்பதில்லை. ஏற்கனவே நம் முயற்சியால் உடலில் அடைத்துவைக்கப்பட்ட அதே சளி மீண்டும் வெளியேறுகிறது என்பதை நாம் உணர்வதில்லை.

இப்போதும் இருமலை நிறுத்த எல்லா வழிமுறைகளையும் பின்பற்றுகிறோம். மருந்துகளால் சளியை காய்ந்த துகள்களாக்கி நுரையீரலில் மீண்டும் சேமித்து வைக்கிறோம்.

இதேநிலை தொடரும்போது குழந்தைகளுக்கு பிரைமரி காம்ப்ளக்ஸ் (முதல்நிலை சளி) ஏற்படுகிறது. பெரியவர்களுக்கு காச நோய் (Tuberculosis), ஆஸ்துமா (Asthma), ஈசினோபிலியா (Eosinophilia), போன்ற இரண்டாம் கட்ட முற்றிய நோய்களாக மாறிவிடுகிறது.

தும்மலை அடக்குவோமானால் சைனஸ் உருவாகிறது. நிரந்தரத் தலைவலி, காரணமற்ற மைக்ரேன் தலைவலி, ஒற்றைத் தலைவலி... என அனைத்தும் ஒவ்வொன்றாய் ஏற்படுகின்றன.

இன்னும் அடுத்தடுத்த நிலைகளில் தோல்வழியாக செதில்படை நோய் (Eczema), செதில் உதிர்தல் (Psoriasis), படர்தாமரை (Ringworm) போன்ற வெளிப்பாடுகளும் நிகழ ஆரம்பிக்கும்.

இவை அனைத்துமே எதிலிருந்து தோன்றியது?

1. இயற்கை விதி மீறல்
2. உறுப்புகளின் இயக்கக் குறைவு
3. கழிவுகளின் தேக்கம்
4. மருந்துகளால் கழிவுகளை அடைத்துவைத்தல்
5. ரசாயனங்களால் கழிவுகளை உருமாற்றுதல்

... போன்ற தொடர் நிகழ்ச்சிகளின் மூலம் நமக்கு நாமே நோய்களைச் சம்பாதித்துக் கொள்கிறோம்.

இயற்கை விதிமீறலைச் சரி செய்ய முயற்சி செய்யும் உடலை நாம் தொடர்ந்து தொல்லைக்குள்ளாக்குகிறோம். நாம் என்ன செய்தாலும் உடல் ஒன்றை மட்டுமே செய்து வருகிறது.

அதுதான் கழிவு வெளியேற்றச் செயல்!

உடல் எப்போதுமே கடமை தவறுவதில்லை.

12

கர்ம வினை

கர்மம் என்றால் செயல். வினை என்றால் எதிர்செயல் அல்லது விளைவு.

ஒவ்வொரு செயலும் அதற்குச் சமமான நேர் எதிரான செயலைத் தோற்றுவிக்கும்!.

இதுதானே கர்மவினை?

ஒரு செயலைச் செய்வதற்கும், அதன் பலனைப் பெறுவதற்கும் எழுபத்திரண்டு பிறவிகளா தேவை?

ஒவ்வொரு சொல்லும் தனக்கான கேள்வியையும், பதிலையும் தானே கொண்டிருக்கிறது.

உடலின் விதிகளை மீறுவது கர்மம். கழிவுகள் தேங்குவது வினை.

இரண்டும் வெவ்வேறு தன்மைகளே தவிர, இரு வேறு செயல்கள் அல்ல. ஒரே செயல்தான்!

அப்படித்தான் உடலின் இயக்கமும். நாம் செய்யும் ஒவ்வொரு செயலுக்கும் உடலின் விளைவு கண்டிப்பாக உண்டு.

சரி... மீண்டும் கழிவுகளைக் கவனிப்போம். சளி, இருமல், தும்மல், தோல் நோய்கள், செரிமானக் கோளாறு, மஞ்சள் காமாலை வயிற்று வலி, வயிற்றுப் போக்கு, காய்ச்சல்... போன்றவை மட்டும்தான் கழிவுகளால் உருவாகிறதா? இல்லை.

நம் உடலில் தோன்றும் எல்லா நோய்களுமே கழிவுகளின் பெருக்கத்தாலும் (Acumulation) தேக்கத்தாலும் ஏற்படுவதுதான்!.

- கட்டிகள்?

    கட்டிகளே கழிவுகளின் திடவடிவம்தான். வெளியேற்ற முடியாத கழிவுகளைக் கெட்டியாக்கித் தற்காலிகமாக உடல் ஒதுக்கிவைக்கிறது. போதுமான எதிர்ப்பு சக்தி கிடைத்தவுடன் கட்டிகள் குழகுழப்பாக மாறி பின் தானே கரைந்துவிடும்.

- இதயநோய்?

    இதயத்தின் நுண்குழாய்களில் தேங்கும் கழிவுகள் அடைப்புகளாக மாறுகின்றன. எதிர்ப்பு சக்தி பலம் பெறும்போது இவையும் குறைந்துவிடும். ரத்த ஓட்டத்தில் ஏற்படும் அடைப்புகளை உடல் தானே கரைக்க முயலும்போது வலி ஏற்படுகிறது.

- சிறுநீரக செயலிழப்பு?

    இது இயற்கையான கழிவுகளால் ஏற்படுவதே இல்லை. ஒவ்வொருமுறை கழிவு வெளியேறுவதையும் நாம் ரசாயன மருந்துகள்கொண்டு தடை செய்கிறோம். இந்த ரசாயனங்களின் நச்சுகளை கல்லீரல் அடைத்து வைக்கிறது. மஞ்சள் காமாலை, கல்லீரல் நோய்கள் ஏற்பட்டு நச்சுகள் உடலிலிருந்து களையப்படுகிறது. இன்னும் நாம் தொடர்ந்து ரசாயனங்களை உடலில் திணிப்போமானால் ஒரு கட்டத்தில் கல்லீரலையும் மீறி நச்சுகள் கசிந்து ரத்தத்தில் கலந்துவிடுகின்றன.

    சுற்றோட்டம் மூலமாக சிறுநீரகம் வந்தடையும் நச்சுகளை திட உருவில் கற்களாக மாற்றுகிறது. இவைதான் சிறுநீரக, சிறுநீர்ப்பை கற்கள்! நச்சுகளின் அளவும் தாக்கமும் அதிகமாய் உள்ளபோது சிறுநீரகங்கள் பழுதடையத் துவங்குகின்றன. இதற்கும் நாம் ரசாயனங்களையே நாடும்போது, விரைவான சிறுநீரகச் செயலிழப்பு ஏற்படுகிறது.

- பித்தப்பை கற்கள்?

    கல்லீரலால் கிரகிக்கப்படும் ரசாயன நச்சுப் பொருட்கள் பித்தப்பையில் அடைக்கப்பட்டுத்தான், அவை உடலில் கலந்து விடாமல் பாதுகாக்கப்படுகிறது. முடிந்தவரை நச்சுகளை தன் வயப்படுத்தி கல்லீரலின் துணையோடு அவற்றை அழித்துவிடுகிறது பித்தப்பை. அதிலும் மோசமான நச்சுப் பொருட்களை கற்களாக மாற்றி உள்ளேயே வைக்கிறது. போதிய எதிர்ப்பு சக்தி வளர்ச்சிக்குப் பிறகு இந்தப் பித்தப்பை

கற்கள் கரைக்கப்பட்டு அழிக்கப்பட்டுவிடும்.

■ குடல்புண்?

உணவு செரிமானத்தின் முக்கிய உறுப்பு குடல். இங்குதான் செரிக்கப்பட்ட உணவிலிருந்து பிரிக்கப்பட்ட சக்தி தந்துகிகள் மூலம் ரத்தத்தில் கலக்கிறது. பசி ஏற்பட்டு, நாம் உண்ணும் உணவு எந்த ஒரு தொந்தரவையும் ஏற்படுத்துவதில்லை. பசியற்று சாப்பிடும்போது செரிக்கத் தயாராக இல்லாத உடல், உணவின் பெரும்பகுதியை கழிவாக வெளியேற்றுகிறது. இப்படி அடிக்கடி உண்டாகும் கூடுதலான கழிவுகள் புளித்து, அமிலத்தன்மையை அடைந்து புண்களை ஏற்படுத்துகின்றன. பசிக்கும்போது சாப்பிடாவிட்டால் கூட புண்கள் ஏற்படாது. பசிக்காதபோது சாப்பிடுவதால் அதிகமாக குடற்புண்கள் ஏற்படுகிறது.

■ மூட்டுவலி?

உடலில் தேங்கும் கழிவுகள் வெப்ப வடிவமாகவோ அல்லது நீர், காற்று, திட வடிவங்களிலோ இருக்கும். உடலின் நீர் சமநிலை பாதிக்கப்படும்போது மூட்டுகளில் நீர்க்கழிவுகள் தேக்கமடைகின்றன. நீர் தேங்கிய எலும்பு இணைப்புகள் வலியை ஏற்படுத்தும். இதைத்தான் கிராமங்களில் 'நீர் தொந்தரவு' என்று கூறுவார்கள். இதே நீரானது தலையில் தேங்கும்போது சைனஸ் எனவும், மூட்டில் தேங்கும்போது ஆர்த்ரைட்டிஸ் எனவும் பெயர் பெறுகிறது.

■ பக்கவாதம்?

நம் உடலின் ஜீவ உறுப்புகளில் ஒன்றான கல்லீரல் பாதிக்கப்படும்போது, நரம்புகளின் வழியே அது பக்கவாதமாக வெளிப்படுகிறது. கல்லீரலின் பாதிப்பை அப்பகுதியில் தேங்கும் ரசாயன நச்சுக் கழிவுகளே ஏற்படுத்துகின்றன.

■ மூளைக்கட்டி?

மூளை என்பது பிரதானமான உறுப்பல்ல. கல்லீரல், மண்ணீரல், சிறுநீரகம், இதயம், நுரையீரல் ஆகியவை ராஜ உறுப்புகளாகக் கருதப்படுகின்றன. இவற்றின் பிரதிபலிப்பு (Reflective) உறுப்பாகவே மூளை செயல்படுகிறது. இந்த ஐந்து உறுப்புகளின் இயக்கக் குறைவும், கழிவுத் தேக்கமும் பிரதிபலிப்பு

உறுப்பான மூளையிலும் பலவீனத்தை ஏற்படுத்துகிறது. மூளைப்பகுதியின் கழிவுகள் திரட்டப்பட்டு சிறுசிறு கட்டிகளாக மூளை, ரத்த நாளத்தில் ஒதுக்கிவைக்கப்படுகிறது. எதிர்ப்புசக்தி வலுவடைந்த பின்பு இக்கட்டிகளைக் கரைக்க முயலும். இந்நிலையில் தான் வலி உணர்வு தோன்றுகிறது. நாம் உடலோடு ஒத்துழைத்தோமானால் கட்டிகள் தானாகவே கரைந்துவிடும்.

■ புற்றுநோய்?

ஒரு நாள் இரவில் திடீரென்று புற்றுநோய் தோன்றிவிடுவதில்லை. நம் உடலின் ஒரு உறுப்பில் கழிவுகள் முதலில் தேங்கத் தொடங்குகின்றன. இவை வெளியேறாவண்ணம் நாம் பாதுகாப்பு செய்து வருவதால் கழிவுகள் கட்டிகளாக மாறுகின்றன. ரசாயனங்களைப் பயன்படுத்தி கழிவுகளை மேலும் பெருகச் செய்யும்போது ஒரு கட்டத்தில் நச்சுக்கழிவுகள் அதிகமாகி கட்டிகளை அழுகச் செய்கின்றன. இதைத்தான் நாம் கேன்சர் கட்டிகள் என்கிறோம். இந்த நச்சுக்கழிவுகள் தேங்குமிடங்களைப் பொறுத்து கருப்பை புற்று, சினைப்பைப் புற்று, இரைப்பைப் புற்று, கல்லீரல் புற்று என பெயர் சூட்டப்படுகிறது. ரத்த உற்பத்தியில் பெரும்பங்கு வகிக்கும் மண்ணீரலில் புற்று உருவாகும் போது அது ரத்தத்திலும் வெளிப்பட்டு ரத்தப் புற்றாகவும் மாறுகிறது. இவ்வகையான புற்றுநோய்க் கட்டிகளை கதிர்வீச்சின் மூலம் கரைப்பதாலோ, கொடிய நச்சு அமிலங்கள் கொண்டு உடைப்பதாலோ புற்று குணமாகாது. அகற்றபட்ட இடத்திலோ அல்லது வேறு ஒரு இடத்திலோ மீண்டும் கட்டிகள் தோன்றும்.

■ சர்க்கரை நோய்?

நாம் இங்கே பார்த்துக்கொண்டிருக்கும் ஒவ்வொரு நோயைப் பற்றியும் தனித்தனியே புத்தகமே எழுதலாம். சுருக்கமான அடிப்படையை மட்டும் நாம் விளங்கிக் கொள்வோம். சர்க்கரை நோய்க்கு என்ன காரணம்? இன்சுலின் பற்றாக்குறைதான்! சரி... இன்சுலின் ஏன் குறைகிறது? அதைத்தான் இன்னும் ஆராய்ச்சி செய்து கொண்டிருக்கிறார்கள்.

மேற்கண்ட பதில் மேலோட்டமானது. உடலின் இயக்கம் சக்தி அடிப்படையிலான கண்ணுக்குத் தெரியாத சக்தி மாற்றங்களைக் கொண்ட மறைவான இயக்கமும், வேதியியல்

மாற்றங்களைக் கொண்ட வெளிப்படையான இயக்கமும் சேர்ந்தது. இன்சுலின் பற்றாக்குறை என்பது வேதியியல் மாற்றம். இதன் இன்னொரு பகுதியான சக்தி மாற்றத்தை உணர்வதே நோயைப் புரிந்துகொள்ளும் ஒரே வழி.

நாம் உண்ணும் உணவு செரிக்கப்பட்டு அணுக்களுக்குத் தேவையான குளுக்கோஸாக (Glucose) மாற்றப்படுகிறது. உணவு முறையாக ஜீரணிக்கப்பட்டால் நல்ல குளுக்கோஸாகவும் (High Density Glucose), முறையற்ற ஜீரணத்தால் தரம் குறைந்த (Low Density) குளுக்கோஸாகவும் மாற்றப்படுகிறது.

தரமான குளுக்கோஸின் அளவைப் பொறுத்து, இன்சுலின் சுரப்பை உடல் திர்மானிக்கும். தரம் குறைந்த குளுக்கோஸ் அதிகமானால், இன்சுலின் குறைவாகச் சுரக்கும். அப்படியானால், இன்சுலின் குறைய ஜீரணமே காரணம். ஜீரணம் முறையற்றதாக நடைபெற ஜீரண உறுப்புகளின் கழிவுத் தேக்கமும், இயக்கக் குறைவுமே காரணமாகும். இப்படி உடலினுள் புகுந்த தரம் குறைந்த குளுக்கோஸை சிறுநீரகம் சிறுநீராக மாற்றி வெளியேற்றுகிறது. இந்த கழிவு வெளியேற்ற இயக்கத்தைத்தான் நாம் சர்க்கரை நோய் என்று பெயரிட்டுள்ளோம்.

■ *இரத்த அழுத்தம்?*

இரத்த அழுத்தம் என்பது இதயம் தொடர்பான நோய் அல்ல என்பதை நாம் உணர வேண்டும். இரத்தத்தின் பணி என்ன? ஒவ்வொரு உறுப்பிற்கும் தேவையான சக்தியைக் (உணவை) கொடுப்பது! உடல் முழுவதும் சுற்றி வந்து சேர எவ்வளவு அழுத்தமும், வேகமும் தேவையோ அதனை இதயம் தருகிறது. இது சாதாரண நிலை.

உடலில் ஏதாவதொரு உறுப்பு பாதிக்கப்பட்டு அல்லது இயக்கக் குறைவு ஏற்பட்டிருக்கிறது. அந்த உறுப்பு நலம் பெற கூடுதலான சக்தி தேவை. சக்தியை எங்கிருந்து பெற முடியும்? இரத்தம் வழியாகத்தான் பெற முடியும்! இயக்கம் பாதிக்கப்பட்டுள்ள உறுப்பிற்குத் தேவையான சக்தியை இரத்தம் உடனடியாகத் தரவேண்டிய அவசரம் ஏற்படுகிறது. இப்போது இதயம் மூலமாக அழுத்தப்பட்டு வேகம் பெற்ற இரத்தம் சக்தியை அதிவேகமாக அவ்வுறுப்பிற்குக் கொண்டு சேர்க்கிறது.

அப்படி என்றால், இரத்தத்தின் வேகம் எப்போது குறையும்? அங்கு ஏற்பட்டிருக்கும் தேவை சீராகும்போது!

இங்கே இரத்த அழுத்தம் நோயா? கழிவுகள் தேங்கி, பாதிக்கப்பட்ட உறுப்பு நோயா?

இரத்த அழுத்தத்திற்கு இதயம் காரணமா? நாம் பி.பி. க்காக இதயத் துடிப்பைக் குறைக்கும் ரசாயனங்களை உடம்பிற்குள் அனுப்புகிறோம். எதிர்ப்பு சக்தி வலுக்கும்போது மறுபடியும் இரத்த அழுத்தம் உயரும். மருந்துகள் உட்கொள்ளும்போது குறையும். பல நேரங்களில் இரத்த அழுத்தம் குறைவாகும் (Low B.P.) நிலையும் ஏற்படும்.

... இப்படி ஒவ்வொரு நோயையும் கருவிகள் அடிப்படையிலான விஞ்ஞானத்தால் ஆராய்ச்சி செய்தால் முடிவு கிடைக்காது. ஏனெனில், கருவிகள் உடலின் வேதிமாற்றத்தை மட்டுமே அறியும் தன்மை படைத்தவை.

- மனித உடலின் அடிப்படை உணர்வு பசிதானே? இந்த பசியைக் கண்டுபிடிக்கும் கருவி உண்டா?
- நோய்களின் வெளிப்பாடு வலிதானே? இந்த வலியை, அதன் அளவை, தன்மையை நிர்ணயிக்கும் விஞ்ஞானம் எக்காலத்திலும் கண்டுபிடிக்கப்பட முடியுமா?
- நாம் சிகிச்சை என்ற பெயரில் வகைவகையான துன்பங்களுக்கு உடலை உட்படுத்துகிறோம். அத்தனையையும் தாங்குவது, சீர்செய்வது உயிர்! இந்த மருத்துவ விஞ்ஞானத்தால் உயிரை அறியவோ, விளங்கவோ முடியுமா?

'இந்திய அக்குபங்சரின் தந்தை' டாக்டர். பஸ்லூர் ரஹ்மான், MBBS, MD,DV.Ph.D, கூறுகிறார்:

"மனித உணர்வுகளுக்குச் சமமான எந்த ஒரு கருவியும் கிடையாது."

நோய்களைப்பற்றி நாம் முழுமையாக அறிவதே அதிலிருந்து விடுபட வழிவகுக்கும். அப்படி, நாம் நோய்களை அறிய உங்கள் உடல் கூறுவதைக் கேளுங்கள்!.

ஏனெனில், உடல் தவறு செய்வதில்லை. அது எப்போதும் கடமை தவறுவதில்லை.

நாம் இதுவரை அறிந்துள்ள விசயங்களை ஒருமுறை நினைவுபடுத்திக் கொள்வோம்.

- உடல் எப்போதும் தவறு செய்வதில்லை.
- எந்த ஒரு தீங்கான பொருளையும் உடல் தனக்குள்ளே அனுமதிப்பதில்லை.
- தன்னைத்தானே பாதுகாத்துக் கொள்ளவும், குணப்படுத்திக் கொள்ளவுமான கட்டமைப்பை உடல் பெற்றுள்ளது.
- பசி, தாகம் என்பவை உடலின் தேவைகள். உணவும், நீரும் தேவைக்குத்தான் தரவேண்டும்.
- தேவையில்லாமல் உடலிற்குள் தள்ளப்படும் எந்த ஒரு பொருளையும் உடல் கழிவாக மாற்றுகிறது.
- கழிவுகள் வெளியேறும்போது ஏற்படும் தொந்தரவுகளை நாம் நோய் என்கிறோம்.
- கழிவு வெளியேற்றத்தை மருந்துகள் மூலம் தடுப்பதால் கழிவுகள் தேக்கமுற்றுப் பெருகுகிறது.
- தேக்கமடைந்த கழிவுகள் உறுப்புகளின் இயக்கத்தைப் பாதிக்கின்றன.
- உறுப்புகளின் இயக்கக் குறைவு புதிய கழிவுகளை ஏற்படுத்துகிறது.
- கழிவுகளின் பெருக்கமும், ரசாயன மருந்துகளின் தாக்கமும் உறுப்புக்களைச் சேதப்படுத்துகின்றன.
- நீண்ட கால நோய்களால் உலகம் சுற்றி வளைக்கப்பட்டுள்ளது.
- எல்லா நோய்களுக்கும் கழிவுகளின் தேக்கமே காரணம்.
- கழிவுகள் தேங்குவதற்கு நாம் இயற்கை விதிகளை மீறுவதே காரணம்.
- உடல் எந்நிலையிலும் கடமை தவறுவதில்லை.

... மேற்கண்ட ஒவ்வொன்றையும் நாம் தெளிந்து, அறிந்து வந்திருக்கிறோம். இதில் ஏதாவது ஒன்றில் சந்தேகம் ஏற்பட்டால்

மீண்டும் தெளிவுபடுத்திக்கொள்வது அடுத்தடுத்த விசயங்களுக்குச் செல்ல வசதியாயிருக்கும்.

இதுவரை நாம் பேசிய அனைத்தும் அறிவியல்பூர்வமானவை. உலகம் முழுவதும் உள்ள தொண்மையான, பாரம்பரிய மருத்துவங்கள் அறிந்து பாதுகாத்த ரகசியங்கள்.

எப்போதுமே நிரூபணங்களை (Proof) நம்புவது நம் இயல்பு.

உடல் மட்டுமே அதன் இயக்கத்தில் ஏற்படும் சந்தேகங்களுக்கான பதிலும், நிரூபணமும் ஆகும். இதிலுள்ள ஒவ்வொன்றையும் செயல் முறையில் சிந்திப்பீர்களானால் ஒவ்வொன்றிற்கும் சான்றுகள் உங்களிடமே இருக்கிறது.

13

கதை கதையாம், காரணமாம்!

இதுவரை நாம் அறிந்தவை உடலின் உண்மைகள். ஒவ்வொரு நோய்க்கும் என்ன காரணம் என்பதை நாம் அறிந்திருக்கிறோம்.

இப்போது நோய்க்கான காரணங்களாக நமக்குக் கூறப்படும் பலவற்றில் சில கதைகளை மட்டும் பார்ப்போம்.

உடலின் உள்ளே நிகழும் இயக்கமே நோய்க்கான காரணத்தைத் தீர்மானிக்கிறது. உடலின் வெளியே நடைபெறும் எந்த ஒரு மாற்றமும் நோயை ஏற்படுத்தாது. முதலில் நாம் அம்மை மற்றும் மலேரியா நோய்கள் பற்றிய கதைகளை அறிவது வசதியாயிருக்கும்.

அம்மை நோய் வந்தால் நாம் ஆண்டாண்டு காலமாய் என்ன செய்து வருகிறோம்?

'மாரியம்மான் விளையாட்டு' என்று நம்பி எந்த ஒரு சிகிச்சையையும் எடுத்துக் கொள்வதில்லை. அதேநேரத்தில் வேப்பிலையை அரைத்து உடலில் பூசி குளிர்விக்கவும் செய்கிறோம். அம்மை வந்த வீட்டில் தாளிக்கவே கூடாது என்றும் கிராமங்களில் கூறுவார்கள். அப்படி என்றால் என்ன பொருள்? அம்மை நோய் வந்தவருக்குச் சமைத்த உணவுகள் தரக்கூடாது. இயற்கையான பழங்கள் போன்றவற்றை அதிகமாகத் தரவேண்டும் என்று பொருள்.

ஆக, என்ன செய்கிறோம் என்பதோடு சிறிதுகால ஓய்விற்குப் பிறகு அம்மை என்ன ஆகிறது? என்பதுதான் முக்கியமானது.

மேற்சொன்ன பழக்கங்களை தெய்வ காரியம் என்ற எண்ணத்தோடு கட்டாயமாகக் கடைபிடிக்கிறோம். நோய் முற்றிலும் நீங்கி பூரண ஆரோக்கியம் பெறுகிறோம். எந்த ஒரு மருந்துமின்றி விஞ்ஞானம் வளர்ந்த இந்த இருபத்தியோராம் நூற்றாண்டிலும் அம்மை எப்படி குணமாகிறது?

பசிக்கிறபோது பழங்களையும், நோய் தீவிரமாக உள்ளபோது முழு ஓய்வையும் நாம் உடலிற்குத் தருகிறோம். முழுமையான கழிவு நீக்கம் பெற்று உடல் நலம் திரும்புகிறது.

சரி, அம்மை நோய் பற்றி விஞ்ஞானம் என்ன கூறுகிறது?

"அம்மை நோய் நீரில் பரவும் கிருமிகளால் ஏற்படுகிறது. நீரிலிருக்கும் கிருமிகள் நம் உடலினுள்ளே சென்று அம்மை நோயை ஏற்படுத்துகின்றன" என்று கூறுகிறது.

அப்படியானால், கிருமிகளைக் கொல்லும் (Antibiotics) ரசாயன மருந்துகள் எதுவும் சாப்பிடாத நிலையில் அம்மை எப்படி குணமானது?

எழுத்தாளர் தமிழ்வாணன் 1964 இல் இயற்கை மருத்துவம் பற்றி எழுதும்போது கீழ்கண்டவாறு இதைக் குறிப்பிடுகிறார்.

"அம்மை நோய் மாரியம்மனால் ஏற்படுகிறது என்று நம்பும் கிராமத்து மக்களின் நம்பிக்கையும், அம்மை நோய் கிருமிகளால் ஏற்படுகிறது என்று நம்பும் படித்தவர்களின் நம்பிக்கையும் மூடநம்பிக்கையே அன்றி வேறில்லை."

நம்முடைய வாழ்க்கை கற்றுத்தரும் பாடம் என்ன? கிருமிகளால் நோய் ஏற்படுவதில்லை. மருந்துகளால் நோய் குணமாவதுமில்லை என்பதுதானே?

அம்மை நோய் மட்டுமல்ல. மஞ்சள் காமாலைக்கும் நாம் ரசாயன மருந்துகள் எடுத்துக் கொள்வதில்லை. மஞ்சள் காமாலையும் கிருமிகளால் ஏற்படுவதாகவே மருத்துவ விஞ்ஞானம் இன்றும் கூறிவருகிறது.!

அம்மைக்கு வேப்பிலையும், மஞ்சள் காமாலைக்கு கீழாநெல்லி போன்ற மூலிகைகளையும் கொடுக்கிறார்களே? அவை கிருமிநாசினிகள் என்றுகூட ஒரு வாதம் உண்டு.

இதைக்கூட இப்போதைக்கு ஏற்கலாம்!. ஏனெனில், ரசாயன மருந்துகளின்றி கிருமிகள் கொல்லப்படுவதை ஏற்கிறார்கள் அல்லவா?

நல்ல முன்னேற்றம்தான்!

சரி, நாம் மலேரியாவிற்கு வருவோம்.

மருத்துவ விஞ்ஞானம் கூறுகிறது. "மலேரியா காய்ச்சலுக்குக் காரணம்

மலேரியா கிருமிகள் (Malaria Parasites). இக்கிருமிகளைக் கொல்லும் ரசாயனங்கள் தராமல் மலேரியாவிலிருந்து விடுபட முடியாது."

மலேரியாவிற்குக் காரணம் கிருமிகள் என்பதை விஞ்ஞானம் எப்போது கண்டுபிடித்தது?

1864 இல் தான் கிருமிகளைப் பற்றிய முதல் அறிவிப்பு லூயிஸ் பாஸ்டரால் வெளியிடப்படுகிறது. பின்பு, ஒவ்வொரு நோயாக பட்டியலிடப்பட்டு அவற்றுக்கான காரணங்களாக கிருமிகளுக்கும் பெயர் சூட்டப்பட்டது. இந்த வரிசையில் மலேரியாவுக்கும் கிருமி கண்டுபிடிக்கப்பட்டு, பின்பு கிருமிக்கொல்லி மருந்துகள் 1929 இல் அறிமுகப்படுத்தப்பட்டன.

முதல் கிருமிக்கொல்லி (Antibiotic) மருந்தான பென்சிலின் பயங்கரமான பக்க விளைவுகளை ஏற்படுத்துகிறது என்று இப்போது விஞ்ஞானம் அறிவித்திருப்பது வேறுவிசயம்.

அப்படியானால், மலேரியாவிற்கான மருந்து 1930களுக்குப் பிறகுதான் கண்டுபிடிக்கப்பட்டது. இது இப்படியே இருக்க மருத்துவ வரலாற்றில் இன்னும் சற்று பின்னோக்கிப் போவோம்.

கி.பி.1795 இல் டாக்டர். சாமுவேல் ஹானிமனால் ஆங்கில மருத்துவத்திற்கு எதிராக ஹோமியோபதி கண்டுபிடிக்கப்பட்டது. அவர் கண்டுபிடித்த முதல் ஹோமியோபதி மருந்து சின்ஹோனா (Cinhona).

இது எந்த நோய்க்காக கண்டுபிடிக்கப்பட்டது தெரியுமா? மலேரியாவிற்குத்தான்!

1795 முதல் இன்றுவரை ஹோமியோபதி மருத்துவர்கள் மலேரியா உள்பட பல்வேறு நோய்களுக்கு இம்மருந்தை பயன்படுத்தி வெற்றி கண்டுள்ளார்கள்.

இங்குள்ளவை மருத்துவ வரலாறு. அதன் முரண்பாட்டைக் கவனியுங்கள்.

- மலேரியாவிற்குக் கிருமிகள்தான் காரணம் என்று கண்டுபிடிக்கப்பட்டது 1864 இல்.
- மலேரியாவை கிருமிகளைப் பற்றிய பயமே இல்லாமல் குணமாக்கும் மருந்து கண்டுபிடிக்கப்பட்டது. 1795 இல்!

ஏற்கனவே மருந்து கண்டுபிடிக்கப்பட்ட ஒரு நோய்க்கு 70 ஆண்டுகளுக்குப் பின்பு ஒரு காரணமும், பின்னர் நேர்மாறான இன்னொரு மருந்தும் கண்டுபிடிக்கப்பட என்ன காரணம்? இது மருத்துவ உலகின் அரசியலாகும். அதற்குள் நாம் போக வேண்டியதில்லை.

மேற்கண்டவற்றிலிருந்து நாம் என்ன அறிகிறோம்? உடலின் அகக் காரணங்களே நோய்க்குக் காரணமாக இருக்கின்றன. புறக்காரணங்களில் உண்மையில்லை.

இன்னொரு விசயத்தை நாம் பார்த்துவிட்டு, கிருமிகள் பற்றிய சான்றுகளுக்குச் செல்வோம்.

தோலில் வெண்மையாக ஏற்படும் வெண்தேமல் நோய் (Leucoderma) பற்றி விஞ்ஞானிகள் ஆராய்ந்தார்கள். அதற்கும் ஒரு கிருமிதான் காரணம் என்று கூறி, அக்கிருமியின் உருவம், இயக்கம் பற்றிய கண்டுபிடிப்புகளை வெளியிட்டார்கள். பின்பு, அக்கிருமிகளைக் கொல்லும் ரசாயனமும் கண்டுபிடிக்கப்பட்டது.

அதைத்தான் 1984 வரை அனைவரும் பயன்படுத்தினர். நோயின் தன்மையில் இந்த ரசாயனம் எந்த மாற்றத்தையும் ஏற்படுத்தவில்லை என்பது முப்பது நாற்பது ஆண்டுகளுக்குப் பின்பு கண்டுபிடிக்கப்பட்டது. 1984 இல் வெண்தேமல் நோய்க்குக் காரணம் கிருமிகள் இல்லை. வைட்டமின் குறைபாடுதான் என்று அறிவிக்கப்பட்டது.

அந்நோய்க்குக் காரணமாகக் கூறப்பட்ட கிருமியைத் தூக்கி எறிந்துவிட்டு, வைட்டமின் மாத்திரைகளை இப்போது பரிந்துரைக்கின்றனர்.

இன்னும், அந்நோய்த்தாக்கத்தில் பெரிய மாறுதல்கள் இல்லை!

14

சான்றோர்களும் சான்றுகளும்!

தமிழில் ஒவ்வொரு சொல்லும் ஆழ்ந்த பொருள் கொண்டது.

சான்று என்பது ஆதாரம் அல்லது சாட்சி. அப்படியானால், சான்றோர் யார்?

சாட்சியளிப்பவர்கள், ஆதாரம் தருபவர்கள் சான்றோர்கள்! எதற்கு ஆதாரம்?

உண்மைக்கு!

இயற்கை விதிகளை, உண்மைகளை உணர்ந்து அவற்றை பிறருக்கு சாட்சியாக நின்று விளக்குபவர்கள் சான்றோர்கள்.

'ஒரு தாய் தன் மகனை ஈன்ற பொழுதைவிட, அவன் சான்றோன் எனக் கேட்கும் போது மகிழ்ச்சியடைவாள்' என்பது திருக்குறள்.

அப்படி மருத்துவ உலகின் உண்மைகளை உணர்ந்து அவற்றின் சாட்சியாய் தாங்களே நின்று விளக்கிய சான்றோர்களை நாம் தெரிந்துகொள்வது அவசியம்.

இன்றைய மருத்துவ விஞ்ஞானத்தின் அடிப்படைக் கொள்கையான கிருமிகள் கோட்பாடு (Infection Theory) பற்றிச் சான்றோர்கள் என்ன சொல்கிறார்கள்?

டாக்டர். ஆண்டனி பீச்சாம்ப் ஒரு ஆய்வின்போது மிக நுண்ணிய உயிர்கள் உடலில் இருப்பதைக் கண்டுபிடித்தார். உடலின் உயிரணுக்களிலிருந்து வேறுபட்ட இவ்வகை நுண்ணுயிர்கள் எப்படி உடலில் தோன்றின? என்று தன் ஆய்வைத் தொடர்ந்தார். இந்த நுண்ணுயிர்களுக்கு மைக்ரோசைம்ஸ் (Microzymas) என்று பெயரிட்டார்.

இதற்குப் பின்பு லூயிஸ் பாஸ்டர் 1864 இல் உடலில் காணப்படும் நுண்ணுயிர்கள் கிருமிகள் என்றும் அக்கிருமிகளே நோய்களைத்

தோற்றுவிக்கின்றன என்றும் கூறினார். இதை நிரூபிக்கும் விதமாக பாரிஸ் வியன்னா பல்கலைக்கழகத்தில் ஒரு ஆய்வை நடத்தினார் பாஸ்டர்.

மாமிசத் துண்டு ஒன்று திறந்த காற்றில் வைக்கப்பட்டது. பல மணி நேரங்களுக்குப் பின்பு அது அழுகி நோயுற்று இருந்தது. அதில் பலவகைக் கிருமிகள் இருப்பதும் கண்டுபிடிக்கப்பட்டது

"நோய்களுக்குக் காரணம் கிருமிகள்! ஒவ்வொரு கிருமியும், ஒவ்வொரு நோயை ஏற்படுத்தும் சக்தி படைத்தது. இக்கிருமிகள் காற்று, நீர் போன்றவை மூலமாக உடலின் உள்ளே புகுகின்றன" என்று லூயிஸ் பாஸ்டர் அறிவித்தார். இதுதான் கிருமிக் கொள்கை எனப்படுகிறது.

முதன் முதலில் கிருமிகளைக் கண்டுபிடித்த டாக்டர். பீச்சாம்ப் இக்கொள்கையை முற்றிலும் நிராகரித்தார். அதே 1864 இல் பாரிஸ் வியன்னா பல்கலைக்கழகத்தில் ஆய்வு ஒன்றை நடத்தினார்.

ஒரு மாமிசத் துண்டை காற்றுப் புகாத கண்ணாடிப் பெட்டியில் வைத்தார். பல மணி நேரங்கள் கழித்து அது அழுகி, நோயுற்று இருந்தது. கிருமிகளும் காணப்பட்டன.

"காற்றின் வழியே கிருமிகள் வருகின்றன என்றால், காற்றே புகாத இந்தப் பெட்டிக்குள் எப்படி கிருமிகள் வந்தன?" என பாஸ்டருக்கு சவால் விடுத்த பீச்சாம்ப், தொடர்ந்த தன் ஆய்வுகளின் முடிவை வெளியிட்டார்.

"உடலில் தேங்கியிருக்கும் கழிவுப் பொருட்களிலிருந்து கிருமிகள் உருவாகின்றன. இக்கிருமிகள் கழிவுகளை உணவாக உட்கொண்டு உடலிற்கு நன்மை செய்கின்றன. ஒரு கட்டத்தில் கழிவுகள் தீர்ந்த நிலையில் கிருமிகள் தானே அழிந்துவிடுகின்றன" என்பதே அவர் வெளியிட்ட முடிவாகும்.

இதே கொள்கைதான் உலகமெங்கும் பின்பற்றப்பட்டுவரும் பாரம்பரிய மருத்துவங்களின் 'லிக்கோ கோட்பாடு' என்று அழைக்கப்படுகிறது.

மேற்கண்ட ஆய்வுகளுக்குப் பின்பும் டாக்டர். பீச்சாம்ப் புதிய புதிய ஆய்வுகள் மூலம் 1869 இல் தன் கருத்துகளுக்கு வலுவூட்டினார்.

கிருமிகள் பற்றி துவங்கப்பட்ட இப்படியான ஆய்வுகள் உலகம் முழுக்கப் பரவின. பெரும்பாலான மக்களால் பின்பற்றப்பட்டு

வந்த ஆங்கில மருத்துவம், இதேகாலத்தில் ஹோமியோபதியின் வருகையால் பெரிதும் பாதிப்பிற்கு உட்பட்டது. ஆங்கில மருத்துவ நிபுணர்கள் கூட்டம் கூட்டமாக டாக்டர். ஹானிமனின் (ஜெர்மனி) ஹோமியோபதி மருத்துவக் கல்லூரியில் சேர்ந்தனர்.

இக்காலகட்டத்தில் லூயிஸ் பாஸ்டரின் கிருமிக் கொள்கை ஆங்கில மருத்துவத்திற்குப் புத்துயிர் ஊட்டியது. இக்கொள்கைக்கு எதிரான எந்த ஒரு கருத்தையும் அக்கால ஆங்கில மருத்துவர்கள்முற்றாகப் புறக்கணித்தனர். என்றாலும், ஆய்வுகளின் முடிவுகள் கிருமிகளுக்கு எதிரானதாகவே இருந்தன.

- 1892 இல் டாக்டர். பெட்டின் காபர் (பவேரியா) கிருமிகளை தன் உணவில் கலந்து உட்கொண்டார். எவ்விதமான பாதிப்புமின்றி, இதே பரிசோதனையை மீண்டும் மீண்டும் பல்கலைக்கழகங்களில் நிகழ்த்திக் காட்டினார்.
- டாக்டர். ரேடர்மண்ட் விஸ்கான் அம்மைக் கிருமிகளை அதிக அளவில் ஊசி மூலம் தன் உடலில் ஏற்றிக் கொண்டார். எவ்வித விளைவுகளும் இன்றி ஆய்வில் வெற்றிபெற்றார்.
- 1916 இல் டாக்டர். ஜான் பி. பிஃரேசர் (கனடா) கழிவுகளிலிருந்துதான் கிருமிகள் உருவாகின்றன என்று நிரூபித்து THE LANCET மருத்துவ இதழில் விளக்கினார்.
- 1928 இல் டாக்டர். எம். பெட்டோ பேலீ 'கிருமிக் கொள்கையின் பொய்மை' என்று தொடர் உரை நிகழ்த்தினார். தடுப்பூசிக்கு எதிரான இயக்கம் (Anti Vaccination Leaque) இக்காலத்தில் வலுவடைந்தது.
- டக்ளஸ் ஹ்யூம் *'பீச்சாம்ப் அண்டு பாஸ்டர்'* என்ற நூலை வெளியிட்டார்.

இவ்வாய்வுகளின் நிறைவுத் திருப்பமாக லூயிஸ் பாஸ்டரின் வழிவந்த டாக்டர். கோஜிகோ (பிரான்ஸ்) தடுப்பூசி பற்றிய ஆய்வில் "ஒரு உயிருள்ள உடலில் கிருமிகளுக்கு எதிரான நடவடிக்கை தீவிரமாகவும் வெற்றி பெறும் வகையிலும் உள்ளது" என்று தெரிவித்தார்.

லூயிஸ் பாஸ்டர் தன் மரணப்படுக்கையில் இருந்தபோது "உடல்தான் எல்லாமே. கிருமிகள் ஒன்றுமில்லை" (Tissue is everything. Germ in nothing) என்று தன் ஆய்வுகளுக்கு எதிரான கருத்தை தானே வெளியிட்டார். ஆய்வுகளும் முடிவுகளும் ஒருபுறம் இருக்க, ஆங்கில மருத்துவம் அதன் போக்கில் தொடர்ந்தது.

1929 இல் கிருமிகளைக் கொல்லும் மருந்துகள் கண்டுபிடிக்கப்பட்டது. முதல் உயிர்க்கொல்லி மருந்தை (பென்சிலின்) அலெக்ஸாண்டர் பிளமிங் கண்டுபிடித்தார்.

1908 இல் ராபர்ட் ஹுக் நோய்களையும், கிருமிகளையும் பட்டியலிட்டார். அதே ஆண்டில் வெளிவந்த *'தி லான்செட்'* மருத்துவ இதழ் 'ராபர்ட் ஹுக்கின் முன்பின் தொடர்பற்ற இக்கண்டுபிடிப்பு பொருத்தமானதாக இல்லை" என்று விமர்சித்தது.

உயிர்க்கொல்லி மருந்துகள், தடுப்பூசிகள் என வளர்ந்துள்ள கிருமிக் கொள்கை, இன்றுவரையும் சர்ச்சைக்குரியதாகவே இருந்து வருகிறது. நமது பல்கலைக்கழகங்களும் கிருமிக் கொள்கையை ஆங்கில மருத்துவப் பாடமாகவும், கிருமி எதிர்ப்புக் கொள்கையை மாற்று மருத்துவப் பாடமாகவும் நடத்திக் கொண்டிருக்கின்றன.

மன்னராட்சிக் காலத்தில், அரசர் எம்மதத்தைச் சார்ந்து இருக்கிறாரோ அதே மதத்தை மக்களும் சார்ந்திருப்பார்கள். அதேபோல,

இக்காலத்தில் அரசு ஆங்கில மருத்துவத்தை ஆதரித்து முழுமையாகப் பயன்படுத்தி வருவதால், மக்களும் அதனையே பின்பற்றி வருகிறார்கள்.

ஒரு பல்கலைக்கழகம் இருவேறு விதமான கொள்கைகளைக் கற்பித்து வருகிறது. அதை வெறும் பாடமாக பெயரளவில் மாணவர்களும் படித்து வருகிறார்கள். நேரெதிரான இரண்டு விசயங்களில் எது உண்மை என்று ஆய்ந்து உணரும் தன்மை இப்போது குறைந்துவருகிறது.

ஆங்கில மருத்துவம் கிருமிக்கொள்கையை எந்த அளவிற்கு பரப்பிவருகிறதோ, அதே அளவிற்கு உலகம் முழுவதும் எதிர்ப்பும், இருந்துகொண்டே இருக்கிறது.

இப்போது கிருமி என்பது மருத்துவத்தைக் கடந்து வியாபாரமாக்கப்பட்டுவிட்டது.

"வாய் துர்நாற்றம் கிருமிகளால் ஏற்படுகிறது. எனவே கிருமிகளை அழிக்கும் (அதாவது உயிர்களைக் கொல்லும்) எங்கள் பற்பசையைப் பயன்படுத்துங்கள்" என்று கூறுகிறது ஒரு வணிக நிறுவனம்.

"வியர்வை நாற்றமா? காரணம் கிருமிகள், எங்கள் சோப்பைப் பயன்படுத்துங்கள். கிருமிகள் அழியும்" என்று விளம்பரப்படுத்துகிறது இன்னொரு நிறுவனம்.

டாக்டர். ஹென்றி லிண்ட்லார் கூறுகிறார்.

"நோய்கள் இந்தக் கிருமிகளாலேயே ஏற்படுகிறது என்றால் மனித சமுதாயம் முழுமையும் இக்கிருமிகளிடம் உயிர்பிச்சைக்காகக் கையேந்தி நிற்கவேண்டியதுதான்."

இன்றும்கூட, தடுப்பூசி போடப்பட்ட குழந்தைகள் மொத்தமாக இறந்த பின்புதான் அது செய்தியாக வெளிப்பட்டது. தடுப்பூசி அறிமுகப்படுத்தப்பட்ட காலத்திலிருந்து அங்கொன்றும், இங்கொன்றுமாக லட்சக்கணக்கான குழந்தைகள் பாதிப்படைந்துள்ளனர். கிருமிக் கொள்கையிலேயே சந்தேகம் இருக்கும்போது, அவற்றைக் கொல்ல தடுப்பூசிகளைப் பயன்படுத்துவது சரியா?

இது ஒருபுறம் இருக்க, நாம் கிருமிகளைப் பற்றி விளங்கிக் கொள்வோம்.

நாம் உடலின் இயற்கை விதிகளை மீறும்போது, கழிவுகள் உண்டாகின்றன. தேங்கிய கழிவுகள் உள்ளுறுப்புகளின் இயக்கத்தை பாதிக்கின்றன. எதிர்ப்பு சக்தியை மீண்டும் பெற்றபின்பு உடல் தேங்கிய கழிவுகளை வெளியேற்ற முயல்கிறது. நாம் ரசாயன நச்சுப் பொருட்களை உட்கொண்டு கழிவுகளை வெளியேறவிடாமல் பாதுகாக்கிறோம்.

தேக்கமுற்று பெருக்கடையும் கழிவுகளை நேரடியாக வெளியேற்ற முடியாதவாறு, நாம் ரசாயனங்களைக்கொண்டு தடுக்கிறோம்.

அதற்காக, கழிவுகளை உடல் ஏற்றுக் கொள்ளுமா? கழிவுகள் உடலிற்குக் கேடு விளைவிப்பவை. எனவே, உடல் ஒருபோதும் கழிவுகளை உள்ளே வைத்துக்கொள்ளாது.

கழிவுகளை வெளியேற்ற முடியாத நிலையில், உடல் கழிவுகளை நீக்க இன்னொரு வழியைக் கண்டுபிடிக்கிறது. அதுதான் கிருமிகள்!

கழிவுகளிலிருந்தே கிருமிகள் உருவாகின்றன. கழிவுகளையே உட்கொள்கின்றன.

எப்படி கழிவுகளிலிருந்து கிருமி உருவாகும்?

ரோட்டில் ஒரு நாய் செத்துக்கிடக்கிறது. அதன் தசைகள் நாளாக நாளாக அழுகத் தொடங்குகிறது. அழுகிய அந்த தசைகளிலிருந்து புழுக்கள் உருவாகின்றன. புழுக்கள் அதிலேயே உருவாகின்றதா?

அல்லது வெளியிலிருந்து வருகிறதா?

அழுகிய தசையிலிருந்து புழுக்கள் பிறக்கின்றன. அவை அழுகிய தசைகளையே உணவாக உண்கின்றன. ஒன்றிரண்டு நாளில் அழுகிய தசைகள் அனைத்தையும் புழுக்கள் சாப்பிட்டுவிடுகின்றன. அழுகிய தசைக்கழிவுகள் தீர்ந்துபோன நிலையில் புழுக்கள் உணவின்றித் தானே அழிகின்றன.

- இங்கே புழுக்கள் ஏன் உருவாயின?

  - அழுகியவற்றை உண்பதற்கு.

- எங்கிருந்து உருவாயின?

  - அழுகியவற்றிலிருந்தே!

- புழுக்கள் எப்படிக் காணாமல் போயின?

  - கழிவுகள் இல்லாமல் உணவின்றி அழிந்து போயின.

இதேபோல இன்னொரு உதாரணத்தையும் பார்ப்போம். நம் வீடுகளில் மசாலாப் பொடி, மிளகாய்ப்பொடி போன்றவற்றை தனித்தனி டப்பாக்களில் இறுக மூடி வைத்திருப்போம். அந்த மசாலாப் பொருட்களை நீண்ட நாட்களாக பயன்படுத்தாமல், பின்பு அவற்றைத் திறந்து பார்த்தால் எப்படி இருக்கும்?

மசாலாப் பொருட்களில் புழுக்கள் நெளிந்துகொண்டிருக்கும். புழுக்கள் இறுக மூடிய டப்பாவிற்குள் எப்படி வந்தன?

கெட்டுப்போன பொருட்களிலிருந்து புழுக்கள் தானே உருவாகின்றன.

நாம் பொதுவாக புழுக்கள் வந்ததால்தான் பொருட்கள் கெட்டுப்போனதாக நினைத்துக் கொள்கிறோம்.

ஆனால் உண்மை என்ன?

கெட்டுப்போனதால்தான் புழுக்கள் வந்தன.

இதே போன்றுதான் நம் உடலிலும்!

கழிவுகள் அளவுக்கதிகமாகத் தேங்கும்போது, அவற்றிலிருந்து கிருமிகள் உருவாகின்றன.

அக்கழிவுகளையே உணவாக உண்டு பெருகுகின்றன. கழிவுகள் தீர்ந்த நிலையில் கிருமிகள் தானே செத்து மடிகின்றன.

- அப்படியானால் கிருமிகள் எங்கிருந்து வந்தன? வெளியிலிருந்தா?

    - இல்லை. உள்ளிருந்துதான் உருவாகின்றன.

- உருவான பின்பு என்ன செய்கின்றன?

    - கழிவுகளை உண்டு தீர்க்கின்றன.

- கழிவுகளைத் தீர்ப்பது உடலிற்கு நல்லதா? கெட்டதா?

    - மிகவும் நல்லது.

- அப்படியென்றால் கிருமிகள் உடலிற்குத் தீங்கு விளைவிக்குமா? நன்மை பயக்குமா?

    - சந்தேகமில்லாமல், நன்மையை மட்டும்தான் செய்கின்றன.

கிருமிகள் உடலால் உருவாக்கப்பட்டவை. நாம் உடல் ரீதியாகச் செய்த இயற்கை விதிமீறலை சரி செய்வதற்காகத் தோற்றுவிக்கப்பட்டவை.

ரசாயன மருந்துகளால் இக்கிருமிகளைக் கொன்றுவிட்டால் கழிவுகள் என்ன ஆகும்?

கழிவுகள் மேலும் பெருகும். எதிர்ப்பு சக்தி மீண்டும் சமநிலைப்படும் போது மீண்டும் கிருமிகள் உருவாகும்.

ஒரு தேங்கிய சாக்கடை இருக்கிறது. அதைச் சுற்றி ஏராளமான கொசுக்களும் இருக்கின்றன.

இந்தக் கொசுக்களை விரட்ட நாம் என்ன செய்யலாம்?

1. கொசு மருந்து அடித்துக் கொசுக்களைக் கொல்லலாம்.
(ஆனாலும், கழிவுகள் (சாக்கடை தேக்கம்) இருக்கும்வரை மீண்டும் கொசுக்கள் வரும்.)

2. சாக்கடையைச் சுத்தப்படுத்தலாம்.

... இரண்டில் எது சரி?

அங்கே கொசுக்கள் பெருகக் காரணமே தேங்கிய சாக்கடைதான்! சாக்கடை கொசுக்களின் தாய். கொசுக்களை மீண்டும் மீண்டும்

அழிப்பது வீணான வேலை. சாக்கடையைச் சுத்தப்படுத்தினால் கொசுக்கள் தானே போய்விடும்.

இதேபோல, கிருமி உருவாகக் காரணம் கழிவுகள்! நாம் கிருமிகள்தான் கழிவுகளை ஏற்படுத்துவதாக நினைத்துக் கொண்டிருக்கிறோம். கழிவுகளை நீக்கினால் கிருமிகள் அழிந்து போகும். கிருமிகளை மட்டும் நீக்கினால், கழிவுகள் அப்படியே தான் இருக்கும்.

கிருமிகள் மீண்டும் உருவாகும்.

அப்படியானால்... கிருமிகள் பொய்யா?

இல்லை. கிருமிகள் இருப்பது உண்மைதான். ஆனால் அவற்றால் நோய் ஏற்படுவதுமில்லை, பரவுவதுமில்லை.

உலகம் முழுவதும் கடவுள் பயத்தை விட, கிருமி பயம் தானே அதிகமாக இருக்கிறது?.

இன்று-

உலக மக்களை அச்சுறுத்திக் கொண்டிருக்கும் நோய்கள் அனைத்தும் கிருமிகளைக் கொண்டு கட்டமைக்கப்படுகிறது.

உதாரணமாக எய்ட்ஸ் (AIDS).

இந்நோய் ஏற்படக் காரணம் என்று கூறப்படும் கிருமி H.I.V (Human Immunodeficency Virus). எய்ட்ஸைப் பற்றி உலகத்தைப் பயமுறுத்தத் துவங்கிய அரசாங்கங்களைப் பார்த்து 1990 களில் கருத்துத் தெரிவித்தார் ஒரு அறிஞர்.

யார் அவர்?

சுவிஸ் செஞ்சிலுவைச் சங்க ரத்த வங்கியின் இயக்குநரும், பெர்ன் பல்கலைக்கழகத்தின் நோய் எதிர்ப்பாற்றல் துறையின் சிறப்புப் பேராசிரியருமான டாக்டர். ஆல்ப்ரெட் ஹாஸ்ஸிக்.

என்ன கூறுகிறார்?

"எய்ட்ஸ் உயிர்க்கொல்லி நோய் என்று பிரச்சாரம் செய்வதை ஒழிக்க வேண்டும்."

- சண்டே டைம்ஸ், லண்டன் (3. 4. 1994).

உலகத்தின் சிறந்த மருத்துவ அறிவியலாளர்கள் சிலரின் கருத்துகளையும் நாம் தெரிந்து கொள்வோம்.

கலிபோர்னியா பல்கலைக்கழகத்தின் மரபணுக்கள் துறை பேராசிரியர் டாக்டர். ஹாரி ரூபின் கூறுகிறார்.

“எய்ட்ஸுக்குக் காரணம் HIV கிருமிதான் என்பதை நிரூபிக்க முடியவில்லை.”

- சண்டே டைம்ஸ், லண்டன் (3. 4. 1994).

இன்னும், மரபணு உயிரியல் துறையைச் சேர்ந்த பேராசிரியர் ஹார்வி பியாலி கூறுகிறார்.

“HIV என்பவை மிகச் சாதாரண கிருமிகள். விஞ்ஞானிகள் கூறும் அசாதாரணமான விளைவுகள் HIV கிருமிகளால் ஏற்படுவது சாத்தியமே இல்லை.”

- ஸ்பின், ஜூன் 1992.

1980 ஆம் வருட மருத்துவ ரசாயனத்துறை ஆராய்ச்சிக்காக நோபல் பரிசு பெற்றவரும் மரபணுத்துறை பேராசிரியருமான டாக்டர். வால்டர் கில்பர்ட் கூறுவதையும் கேட்போம்.

“எய்ட்ஸ் நோய்க்கு HIV வைரஸ் காரணமல்ல. மற்ற ஏதேனும் காரணங்களால் எய்ட்ஸ் வந்தாலும் ஆச்சரியப்படுவதற்கில்லை.”

- ஆம்னி, ஜூன் 1993.

பல்வேறு மருத்துவ அறிஞர்களின் கருத்துகள் எய்ட்ஸைப் பற்றிய உண்மைகளைப் புரியவைக்கின்றன. இவற்றைவிட HIV என்ற கிருமியை முதன்முதலில் கண்டுபிடித்த பாரிஸ் பாஸ்டர் கல்லூரியின் கிருமியியல் துறை பேராசிரியர் டாக்டர். லுக்மோன்பிக்னியர் (Dr. Luc Monfagnier) கூறுவதைக் கேட்டால் இந்த விசயம் நிறைவடையும்.

“HIV எய்ட்ஸுக்குக் காரணமல்ல. இதைப்பற்றிய ஆராய்ச்சியாளர்களின் கட்டுரைகளில் எக்கச்சக்கமான குளறுபடிகளும், பித்தலாட்டங்களும் உள்ளன.”

- மியாமி ஹெரால்டு, (23. 12. 1990).

எந்த விசயம் வணிக ரீதியாகவும், அரசியல் ரீதியாகவும் லாபத்தைத்

தருமோ, அந்தக் கருத்துக்கள் மட்டுமே மக்களுக்குப் பரப்பப்படுகின்றன. ஆனால், உண்மை என்பது எப்போதும் இருந்துகொண்டிருக்கும்.

தேடலும் சிந்தனையும் உள்ளவர்கள் உண்மைகளைக் கண்டுணர்வார்கள்.

உடலில் தோன்றும் எந்தவித நோயாக இருந்தாலும் கழிவுகளின் தேக்கமே காரணமாக உள்ளது.

உடலில் கழிவுகள் உருவாக அடிப்படைக் காரணம், நம்முடைய இயற்கை விதிமீறல் மட்டும்தான். கிருமிகளைப் போலவே கூறப்படும் புறக்காரணங்கள் அனைத்தும் பொய்யானவை.

நாம் இப்படி புறக்காரணங்களின் பின்னால் ஆராய்ச்சி செய்து கொண்டு சென்றால், எக்காலத்திலும் நோய்கள் தீராது.

ஒரு பொருளை வீட்டிற்குள் மறந்து வைத்துவிடுகிறோம். வெளியே தேடத்துவங்குகிறோம்.

இத்தேடல் எப்போது முடியும்?

வெளியெல்லாம் தேடிவிட்டு வீடு திரும்பும்போது!.

அப்படித்தான் நம் புறக்காரணங்களும். உடலிற்கு வெளியே நாம் தேடும் காரணங்களில் உண்மையில்லை. எனவே வீடு திரும்புகிறோம்.

நம் உடல் விதிமீறலை நாம் உணர்ந்து கொண்டாலே, கழிவுகள் தேக்கத்திலிருந்து உடலைக் காக்க முடியும்!

15

அமிர்தமே நஞ்சு!

உருளைக் கிழங்கு சாப்பிட்டால் வாயுத் தொந்தரவு.

தக்காளி சாப்பிட்டால் சிறுநீரகக் கல் உருவாகும்.

மண்ணுக்குக் கீழே விளைபவைகளைச் சாப்பிட்டால் சர்க்கரை கூடும்.

... இப்படிப் பட்டியல் போடுவதற்கு நம்மிடம் நிறைய உணவு வகைகளும் நோய்ப் பெயர்களும் உண்டு.

இவையெல்லாம் உண்மைதானா?

'இந்த உணவுகளைச் சாப்பிட்டால் இந்த நோய் உருவாகும்' என்று கூறுவது சரியானதாக இருந்தால்-

உலகில் உருளைக் கிழங்கு சாப்பிட்டவர்களுக்கு எல்லாம் வாயுத் தொந்தரவு வந்திருக்க வேண்டுமே?

அப்படி வருவதில்லை. நூற்றில் ஒன்றிரண்டு பேருக்குத்தான் இப்படி நேருகிறது.

நோய் உணவிலிருந்தால் சாப்பிட்ட அனைவருக்கும் ஏற்பட்டிருக்கும்.

விஷப் பொருளை யார் சாப்பிட்டாலும் இறப்புதான். அதேபோல நோய்க்குக் காரணமென்று கூறப்படும் பொருளை யார் சாப்பிட்டாலும் நோய் ஏற்படவேண்டும் அல்லவா?

எந்த ஓர் உணவுப்பொருளிலும் தொந்தரவு ஏற்படுத்தும் தன்மை இல்லை. உணவுதான் உடலின் தேவை.

அப்படியானால் தொந்தரவு ஏன் ஏற்படுகிறது? யாருக்கு உள்ளுறுப்புகள் பலவீனமடைந்து உள்ளதோ, அவருக்கு உணவுப் பொருளைச் சாப்பிடும்போது அதனைச் சீரணிக்காமல் வெளியேற்ற முயல்கிறது உடல். ஒருவருக்கு வயிற்றில் (Stomach) கழிவுகள்

தேங்கி, இயக்கக் குறைபாடு ஏற்பட்டுள்ளது. அவர் பசி ஏற்படாத நிலையில் கிழங்கு வகை உணவைச் சாப்பிடுகிறார். இப்போது உடல் என்ன செய்யும்? அதை உடனே வெளியேற்றிவிட்டு, இயக்கக் குறைபாட்டைச் சீராக்கவே முயலும்.

கிழங்கை அரைத்துக் கழிவாக வெளியேற்றிக் கொண்டிருக்கும் அதேவேளையில், காற்றுக் கழிவாகவும் மாற்றி வெளியேற்ற முயல்கிறது உடல். ஏனெனில், இவ்வுணவை வெளியேற்றிய பின்புதான் சீராக்கும் வேலையைத் தொடர முடியும். எனவே அவ்வுணவை எவ்வளவு சீக்கிரம் வெளியேற்ற முடியுமோ அவ்வளவு விரைவாக உடல் வெளியேற்றும்.

இங்கே பசியற்று நீங்கள் சாப்பிட்டதால் வாயு உருவானதா? அல்லது கிழங்கைச் சாப்பிட்டதால் உருவானதா?

வாயு உருவானதற்கு கிழங்கு காரணமா? அல்லது செரிமான உறுப்பின் இயக்கக் குறைவு காரணமா?

நாம் எப்போதும் புறக்காரணங்களை நம்புபவர்களாக இருக்கிறோம்.

ஒருவர் கல்லில் இடித்துக் காயமடைகிறார். அவரை 'எப்படி ஏற்பட்டது?' என்று கேட்டால், 'கல் இடித்துவிட்டது' என்று கூறுவார்.

நாம் கல்லை இடித்தோமா? கல் நம்மை இடித்ததா?

நாம் நமக்குள் இருக்கும் காரணத்தைவிட, புறக்காரணங்களையே வெளிப்படுத்துகிறோம்.

எந்த உணவுப்பொருளும் நோய் ஏற்படக் காரணமாக அமையாது.

அப்படியானால் நோய் ஏற்பட என்ன காரணம்?

உணவு முறைதான்.

உணவு முறை என்பது உணவுகள் அல்ல. எந்த வகை உணவானாலும் அதை எப்போது உண்கிறோம் என்பதுதான் உணவு முறை.

- எப்போது உண்ணலாம்?

"பசித்துப் புசி" என்கிறது பழமொழி.

பசிக்கும் போது உண்ணலாம்.

- எப்படி உண்ண வேண்டும்?

"நொறுங்கத் தின்றால் நூறு வயது" என்கிறது பழமொழி.

நொறுங்கத் தின்பது செரிமானத்தை எளிதாக்கும். சிறிய சிறிய கவளங்களாக உணவை வாயிலிடும்போதே, நன்றாக மென்று விழுங்க வேண்டும். ஏனென்றால் இரைப்பையில் உணவைக் கூழாக்கவோ, நொறுக்கவோ முடியாது. இரைப்பைக்கு பற்கள் கிடையாதுதானே?

உணவின் ருசி மாறும் அளவிற்கு இயல்பாக மென்று விழுங்கினால், அடுத்தடுத்த செரிமான இயக்கங்கள் மிக வேகமாக, எளிதாக நடைபெற வழிவகுக்கும். மெல்லுதல் என்பது மிகச் சாதாரணமான விசயம் அல்ல.

அதற்காக மெல்லுகிறோம் என்ற பெயரில் நிமிடக்கணக்கு வைத்து மென்று உணவருந்துவதை உடற்பயிற்சியாக மாற்றிவிடவும் கூடாது. பிடித்த உணவை, கவனத்தோடு உண்ணும்போது இயல்பாகவே மெல்லுதல் சரியாக நடக்கும்.

வாயில் நீங்கள் மென்று சுவைக்கும் அந்த உணவின் தன்மை இரைப்பைக்கு அறிவிக்கப்படுகிறது. மிக எளிதான மென்மையான உணவை நீங்கள் மென்று கொண்டிருக்கும் போதே, இரைப்பையில் அந்த எளிதான உணவைச் செரிக்கத் தேவையான அமிலம் தயாராகிறது.

நீங்கள் உண்ணும் ஒரு உணவை மென்று கொண்டிருக்கும் போது, கடின உணவைச் செரிக்கும் தன்மையுடன் இரைப்பை தயாராகிறது.

நீங்கள் உண்ணும் உணவின் தன்மையை இரைப்பை அறிந்து கொள்ள வேண்டுமானால், வாயில் மெல்ல வேண்டும். அப்போதுதான், உணவின் தன்மைக்கேற்ற செரிமானம் தயாராகிறது.

ஒரு தேங்காயைச் செரிக்கும் தன்மை கொண்ட அமிலம், ஒரு ஆரஞ்சுப் பழத்தை செரிக்கத் தேவையில்லை. அமிலத்தின் சிதைக்கும் தன்மை அதிகமாக இருக்கும்போது இரைப்பை பாதிப்படையும்.

அதேபோல, ஒரு ஆரஞ்சுப் பழத்தைச் சீரணிக்க நீர்த்த அமிலமே (Diluted Acid) போதுமானது. ஆக, உணவின் தன்மையை இரைப்பை அறிந்தால் மட்டுமே சீரான ஜீரணம் சாத்தியம். அதற்கு நொறுங்கத் தின்பது மட்டும்தான் வழி.

■ எதையெல்லாம் உண்ணலாம்?

உணவில் பாகுபாடு கிடையாது. எதை நீங்கள் விரும்புகிறீர்களோ அதை உண்ணலாம்.

சைவம், அசைவம் என்ற பிரிவினைகள் உடலிற்குக் கிடையாது.

பசிக்கும்போது நீங்கள் உண்ணும் உணவு எதுவாக இருந்தாலும் அதனை செரித்து ஆற்றலைப் பிரித்தெடுப்பதுதான் உடலின் வேலை.

உணவுப் பொருட்கள் எதையுமே உடல் நிராகரிப்பதில்லை.

எப்போது உண்பது, எப்படி உண்பது, எதை உண்பது என்பவற்றை விட முக்கியமான கேள்வி ஒன்று உண்டு. அதுதான் எவ்வளவு உண்பது? என்பதாகும்.

- பசிக்கும் போது
- இயல்பாக மென்று
- உங்களுக்குப் பிடித்த உணவை

உண்ண வேண்டும். எவ்வளவு உண்ண வேண்டும்? உணவை நாம் எதற்காக உண்கிறோம்? உடலின் பசிக்காக! அந்தப் பசியின் அளவுதான் நீங்கள் உண்ணும் உணவின் அளவையும் தீர்மானிக்கும்.

பழமொழி இதைப் பற்றி ஏதாவது சொல்கிறதா?

"பசியோடு அமர்ந்து பசியோடு எழுங்கள்"

நாம் உண்ணும் உணவு பசியை முழுதாகப் போக்கக்கூடாது. வயிறு முட்ட, கனமான உணர்வு வரும் வரை உண்ணக்கூடாது.

வயிறு கனமாகும் முன்பே, பசி மிதமாக மாறும். 'போதும்!' என்ற உணர்வும் மேலோங்கும். நாம் சாப்பிட்டுக் கொண்டிருக்கும் உணவின் சுவை மெதுவாக குறையத் தொடங்கும். இதுவே பசியாறுதலாகும். இது நாம் சாப்பிடுவதை நிறுத்த வேண்டிய நேரம். நாம் உண்ட உணவு உடலின் சக்திக் குறைவை நீக்கிப் புத்துணச்சி பெற போதுமானதாகும். இந்த அளவை நாம் மீறும் போது வயிறு கனமாகி, புத்துணர்ச்சிக்குப் பதிலாக சோர்வும், சுனக்கமும் ஏற்படும்.

அளவை மீறிய இவ்வுணவு உடலிற்குத் தேவையற்றதும், கஷ்டம் தருவதுமாகும்.

உணவைச் சாப்பிடுவது பசியிருக்கும்போது, அளவாக இருக்க வேண்டும். இந்த உணவுமுறை முறைப்படுத்தப்பட்டால் கழிவுகள் புதிதாகத் தேங்காது. ஏற்கனவே தேக்கமடைந்த கழிவுகளை உடல் வெளியேற்றத் துணையாகவும் இருக்கும்.

அளவுக்கு மீறினால் அமிர்தமும் நஞ்சு!

16

தாகமும் பசியும் தேவையைப் பொறுத்து!

உணவுமுறை ஒழுங்குபடுத்தப்பட்டால், உடல் கழிவுகள் தேங்குவதிலிருந்து விடுபட முடியும். தேங்குவது நின்றுவிட்டால் ஏற்கனவே தேக்கமுற்ற கழிவுகள் வெளியேறத் துவங்கும். கழிவுகளற்ற உடல் பூரண ஆரோக்கியமாகும்.

உடல் தன் பசியையும், தாகத்தையும் அழகான முறையில் அறிவிக்கிறது. அதன் தேவைக்கேற்ப நாம் துணை நிற்போமானால் நம் ஆற்றல் தேவைக்கு உடல் துணை நிற்கும்.

பசித்த பின்பு, அளவான உணவை மென்று உண்ண வேண்டும் என்பதை அறிந்தோம். சாப்பிடும்போது தண்ணீர் அருந்துவது சரியானதா?

நீங்கள் உண்ணும் உணவிற்கேற்ப, இரைப்பையின் செரிக்கும் அமிலம் செறிவானதாக இருக்கும்.

ஒரு அமிலத்தை அதன் செறிவைக் குறைக்க வேதியியல் கூடங்களில் என்ன செய்வார்கள்? அமிலத்தோடு தண்ணீர் கலப்பார்கள். தண்ணீரோடு சேர்ந்த அமிலம் (Diluted Acid) நீர்த்து செறிவு குறைந்து போகும்.

அப்படியானால், நாம் உண்ணும் உணவின் தன்மைக்கேற்ப இரைப்பையில் தயாராகும் அமிலத்தின் செறிவும் இருக்குமல்லவா? அப்படித் தயாரான செறிவான அமிலத்தின் மீது நாம் தண்ணீரை ஊற்றுகிறோம். நீர்த்துப்போன அமிலத்தால் நாம் உண்ணும் உணவை முழுமையாக சீரணிக்க முடியாது.

சாப்பிடும்போது தண்ணீர் குடிப்பது தவறானது. அதுவும் பசி மட்டும் இருக்கிறது. தாகம் எடுப்பதில்லை. ஏனென்றால், பசி இருக்கும்போது தாகமும், தாகம் இருக்கும்போது பசியும் பெரும்பாலோருக்கு இருக்காது.

ஆனால் சில நேரம் பசியோடு, தாகம் இருப்பதாகத் தோன்றகிறதா?

அது வெறும் தாகமாகத்தான் இருக்கும். அப்போது போதுமான அளவு தண்ணீரைக் குடித்தோமானால் தாகமும், பசியும் காணாமல் போகும்.

உணவை நன்றாக மென்று சாப்பிடும்போது போதுமான உமிழ்நீர் வாயிலிலேயே சுரக்கிறது. எனவே தண்ணீர் தேவை இருக்காது.

அதேநேரம் நாம் அதிகமான மசாலாப் பொருள் கலந்த உணவைச் சாப்பிடும்போது தண்ணீர் தாகம் ஏற்படலாம். அந்த நேரத்தில் குறைவான அளவு தண்ணீரைச் சாப்பிடும் இடைவேளையில் குடிக்கலாம்.

ஆனால், சாதாரணமாக நாம் சாப்பிடும்போது தேவையில்லாமல் தண்ணீர் அருந்துவது உடலின் செரிமானத்தைப் பாதிக்கும். சாப்பிட்டு முடித்து, சிறிது நேரம் கழித்து இரைப்பை ஜீரணம் முடியும் நிலையில் தாகம் ஏற்படும். இப்போது தண்ணீர் குடிப்பதுதான் செரிமானத்திற்கு உதவியாக இருக்கும்.

நாம் இயல்பாகவே பசியை உணர்ந்து சாப்பிடுவதில்லை. அப்படி பசியில்லாதபோது உணவை நன்றாக மெல்லாமல் அப்படியே விழுங்கிக்கொண்டு தண்ணீரையும் குடிக்கிறோம்.

இதில் எத்தனை தவறுகள் ஏற்படுகின்றன?

1. பசியற்ற நிலையில் உண்ணுவது
2. அளவில்லாமல் உண்ணுவது
3. அரைக்காமல் விழுங்குவது
4. தாகமற்று உணவோடு தண்ணீர் குடிப்பது
5. சாப்பிட்ட பின்பு வயிறுமுட்ட மீண்டும் தண்ணீர் குடிப்பது.

இப்படித் தொடர்ந்து உடலை நாம் துன்புறுத்திக் கொண்டிருந்தால் உடல் நம்மைத் துன்புறுத்தத் துவங்கும். நாம் உணரும் வரை!

உணவு சாப்பிடும் முதல் நிலையில் துவங்கும் செரிமானம் நாம் சாப்பிட்டு முடித்த பின்பும் தொடர்கிறது.

நாம் உணவுண்ட பிறகு நன்றாக வாயைக் கொப்பளித்துத் துப்புகிறோம். இதுவும் தேவையற்ற ஒன்று. உடலின் உள்ளே நடக்கும் ஜீரணம்

நிறைவடையும் முன்பு, வாயில் தேவையான உமிழ்நீர் மீண்டும் சுரக்கிறது. இந்த உமிழ்நீர் காரத்தன்மை (Alkaline) வாய்ந்ததாக இருக்கும். ஏனெனில், நாம் சாப்பிட்ட உணவின் துகள்களை மீண்டும் சுரக்கும் உமிழ்நீர் அடித்துக்கொண்டு போய் இரைப்பையில் சேர்க்கிறது. நம் வாயில் உணவு உண்ணும் போது விடப்பட்ட துகள்கள் காரத்தன்மை மிகுந்த உமிழ்நீரால் செரிக்கப்படுகின்றன. இந்த நேரத்தில் வாய் கொப்பளிப்பது தேவையற்றதுதானே?

எப்போது கொப்பளிக்கலாம்?

சாப்பிட்டு முடிந்து சில மணிநேரம் கழித்து வாயில் சுவையுணர்வு மறைந்து, பிசுபிசுப்பு தோன்றும்போது கொப்பளிக்கலாம். இதேபோல் நாம் சாப்பிடாமல் இருக்கும்போது, வாயில் எப்போதெல்லாம் பிசுபிசுப்புத் தோன்றுகிறதோ அப்போதெல்லாம் கொப்பளிக்கலாம். இது செரிமானத்திற்கு மேலும் துணைபுரியும்.

தாகத்தில் நாம் தெரிந்துகொள்ள வேண்டியது இன்னொன்று உண்டு.

தாகம் என்பது உடலின் தண்ணீர்த் தேவை. இதற்குத் தண்ணீரைத் தவிர எதுவும் இணையாகாது. குளிர்பானங்கள், காபி, டீ போன்றவை உணவு வகையைச் சேர்ந்தவை. அவை திரவ வடிவில் இருப்பதால் அவற்றை நாம் தாகம் தணிக்கப் பயன்படுத்துகிறோம்.

தண்ணீர் எந்தச் சுவையுமற்றது. மற்ற குளிர்பானங்கள் போன்றவை சுவை ஏற்றப்பட்டது. இவைகள் உணவாக மட்டுமே உடலிற்குப் பயன்படுமேயன்றி, எந்நிலையிலும் தாகத்திற்குப் பயனளிக்காது.

தாகத்தைத் தண்ணீர் மட்டும்தான் நிறைவு செய்யும். மற்றவை தணிக்கத்தான் செய்யும். நிறைவு செய்யாது.

அதேபோல, தண்ணீரில் இப்போது பலவகை உண்டு. சாதாரணத் தண்ணீர், காய்ச்சப்பட்ட தண்ணீர், சுத்திகரிக்கப்பட்ட தண்ணீர், மினரல்ஸ் சேர்க்கப்பட்ட தண்ணீர், சுவை கூட்டப்பட்டு நிறம் நீக்கப்பட்ட (Bleaching) தண்ணீர்!

இவற்றில் எது உடலிற்கு ஏற்றது?

நாம் தூய்மையானது என்று நம்பிக்கொண்டிருக்கும் ஒரு சத்தூட்டப்பட்ட தண்ணீரை (Packaged Bleached, Ozonised, Mineral water) ஒரு செடிக்கு ஊற்றி வாருங்கள். சாதாரண குடிநீரை இன்னொரு செடிக்கு ஊற்றுங்கள்.

சில நாட்களிலேயே தெரிந்துவிடும். நாம் பாதுகாப்பானது என்று கருதும் எந்த ஒரு தண்ணீரும் செடியை வளர்க்காது. மாறாக குறுகவும், கருகவும் செய்யும்!

ஏனெனில் செடிக்குத் தெரியும் 'எது உயிருள்ள தண்ணீர் என்று!'

நாம் சாதாரணத் தண்ணீரை ஒரு பாத்திரத்தில் ஊற்றி வைத்திருந்தால் சில நாட்களில் அதில் புழு, பூச்சிகள் உண்டாகும்.

அதேநேரம் ஒரு பாத்திரத்தில் சுத்திகரிக்கப்பட்ட தண்ணீரை ஊற்றி வைத்தால் எத்தனை மாதமானாலும் அப்படியே இருக்கும்.

இதில் என்ன தெரிகிறது?

புழு, பூச்சி கூட வாழத் தகுதியற்றது நாம் பயன்படுத்தும் சுத்திகரிக்கப்பட்ட தண்ணீர்!

சுவை கூட்டப்பட்ட தூய்மையாக்கப்பட்ட தண்ணீரில் உயிர்ச்சத்து அழிக்கப்படுகிறது. உயிர்ச்சத்து இல்லாத தண்ணீரை பூச்சி, புழு, செடி போன்ற உயிர்கள் மறுக்கின்றன.

நாம் மட்டும் பயன்படுத்துகிறோம்.

விஞ்ஞான ரீதியாகவே தண்ணீரின் வேதி வாய்ப்பாடு என்ன? H2O.

அப்படியென்றால், ஹைட்ரஜன் இரண்டு பங்கும், ஆக்ஸிஜன் ஒரு பங்கும் இணைந்தது தண்ணீர். ஆக்ஸிஜனைத் தமிழில் பிராண சக்தி (உயிர்வளி) என்று அழைப்பார்கள்.

பிராண சக்தி நிறைந்த தண்ணீரை நாம் காய்ச்சும்போது ஆக்ஸிஜன் பங்கு குறைகிறது. அதாவது, உயிர்ச்சக்தி குறைகிறது.

வெறுமனே காய்ச்சும்போதே தண்ணீரின் உயிர்ச்சக்தி குறைகிறது. இன்னும் தண்ணீரைத் தூய்மைப்படுத்த வெண்மையாக்கும் வேதிப் பொருள் (Bleaching Chemical) அதாவது சோப்பில் உள்ள ரசாயனம் பயன்படுத்தப்படுகிறது. பின்பு, (மினரல்ஸ்) சத்தூட்டப்பட்டு (?) நமக்கு அளிக்கப்படுகிறது. இதில் உயிர்ச்சக்தி எந்த அளவிற்கு இருக்கும்?

உயிர்ச்சக்தியற்ற செத்த தண்ணீரைத்தான் நாமும் குடித்து நம் குழந்தைகளுக்கும் கொடுக்கிறோம்.

நாம் ஏன் தண்ணீரைக் கொதிக்க வைக்கிறோம்?

1. கிருமி பயம்
2. அசுத்தம்

கிருமிகளால் நோய் பரவுவதில்லை என்பதையும், வெளியிலிருந்து தனக்குத் தீங்கு விளைவிக்கின்ற எதையும் உடல் தனக்குள் அனுமதிக்காது என்பதையும் நாம் முன்பே அறிந்துள்ளோம்.

கிருமியைக் காரணமாகச் சொல்லி வணிக நிறுவனங்கள் தங்கள் விற்பனையைப் பெருக்கிக் கொள்கிறார்கள்.

அப்படியென்றால் அசுத்தமாக இருக்கும் தண்ணீரை என்ன செய்வது? அரசாங்கம் தன் பங்கிற்கு தண்ணீர்த் தொட்டிகளில் குளோரின் (கிருமி நாசினி, பிளீச்சிங் பவுடர்) கொட்டுகிறார்களே?

குளோரின் திறந்தவெளிக் காற்றுப்படும்போது ஆவியாய்ப் போகும். அல்லது மண் பாத்திரங்களில் தண்ணீரை ஊற்றி வைத்தால் தூசுகளோடு, தேவையற்ற குளோரினையும் ஈர்த்து சுத்தமாக்கும்.

அதோடு, உயிர்ச்சத்தின் அளவையும் கூடுதலாக்கும் தன்மையும் மண்பானைகளுக்கு உண்டு.

அல்லது தண்ணீரிலுள்ள தூசுகளை ஈர்க்க தற்போதுள்ள சாதாரண வடிகட்டி (Filter)களைப் பயன்படுத்தலாம்.

அனைத்தையும் விட, மண்பானைத் தண்ணீர் ஆரோக்கியத்திற்கு உகந்தது. உடலின் தாகத் தேவையை பூர்த்தியாக்கும்.

17

பால் - உணவா?

நாம் உடலையும் அதன் தேவைகளையும் உணர்ந்து வருகிறோம். கழிவுகளின் தேக்கத்தையும் அதன் வெளியேற்றத்தையும் நாம் நோய் என்று எண்ணிக்கொண்டிருக்கிறோம்.

இப்போது நோய் என்பதே இல்லை என்பதை உணர்ந்திருக்கிறோம். கழிவுகள் உடலில் தேங்காமல் இருப்பதற்கு என்ன செய்யவேண்டும் என்பதையும், தேங்கிய கழிவுகளை வெளியேற்ற முயலும் உடலிற்கு எவ்வாறு துணை நிற்கவேண்டும் என்பதையும் அறிந்துள்ளோம்.

அவ்வகையில், உடலில் கழிவுகள் தேங்குவதற்கான காரணங்களை அறிந்து, அதனைக் களைந்து வருகிறோம். உணவுமுறையில் நாம் எப்படியான தவறுகளைச் செய்கிறோம் என்பதைப் பார்த்தோம்.

நாம் உணவுப் பொருட்கள் பட்டியலில் உணவல்லாத பிறவற்றையும் வைத்திருக்கிறோம். அதுவும் பிரதான உணவாக!.

குழந்தைகள் முதல் முதியவர் வரை பயன்படுத்தும் தடையற்ற உணவாக நாம் பாலை வைத்திருக்கிறோம். இது உணவுதானா? ஆம், உணவுதான்!

யாருக்கு உணவு? யாருக்காக அது உருவாகிறதோ, அதற்கான உணவு.

ஒரு குழந்தை பிறந்தவுடன் தாயிடமிருந்து தாய்ப்பால் உருவாகிறது. இது குழந்தைக்கு மட்டுமேயான உணவு. இதற்கும் அளவு இருக்கிறதா? கண்டிப்பாக இருக்கிறது. குழந்தைக்குப் பல் முளைக்கும் வரை தாய்ப்பால் அவசியம். அதற்குப் பின்பு திட உணவுகளைப் படிப்படியாக அதிகரித்துத் தாய்ப்பாலை குறைத்துக்கொள்ள வேண்டும்.

ஒரு கன்றுக்குட்டி, பிறந்தவுடன் பசுவிடமிருந்து பசும்பால் உருவாகிறது. இது கன்றுக்கு மட்டுமேயான உணவு.

உடலின் மொழி | 75

கன்றுக்குட்டியின் பிரத்யேகமான உணவை, நாம் பிடுங்கிக் கொண்டு, நம் குழந்தைகளுக்குக் கொடுக்கிறோம். நாமும் பருகி வருகிறோம்.

பால் சாப்பிடுவதால் என்ன பிரச்சினை வந்துவிடப் போகிறது.?

பால் சாப்பிடுவது பற்றி விஞ்ஞானிகள் என்ன கூறுகிறார்கள்?

நாம் மருத்துவ அறிவியல் ரீதியாக விளங்கிக் கொள்வதற்கு முன்னால் விஞ்ஞான அணுகுமுறையைக் கவனிப்போம்.

பசும்பாலின் செரிமானத்திற்குப் பின் எஞ்சும் பொருளாக கேஸினோஜன் (Casinogen) என்ற சவ்வுப்பொருள் இருக்கிறது. இந்த சவ்வுப்பொருளை ஜீரணிக்கும் ஆற்றல் மனித உடலிற்குக் கிடையாது என்று கூறுகின்றனர் விஞ்ஞானிகள்.

கேஸினை ஜீரணிக்கும் சக்தி யாருக்கு இருக்கிறது? அது கன்றுக்குட்டிகளுக்கு மட்டுமே இருக்கிறதாம்.

எனவே, கன்றுகளின் உணவை நாம் பிடுங்கிக் குடிப்பது நம் உடலிற்குத் தீங்கு விளைவிக்கும்.

அது மட்டுமல்ல. ஒரு டம்ளர் பசும்பாலின் சத்துகள் நான்கு முழுச் சாப்பாட்டின் (Full meals) சத்துகளுக்கு இணையானது. நாம் பசியில்லா நேரத்தில் முழுச் சாப்பாடு ஒன்றையும் விழுங்கி விட்டு, ஒரு டம்ளர் பாலையும் குடிக்கிறோம். உடலின் செரிமான இயக்கத்தை அப்படியே ஸ்தம்பிக்கச் செய்ய இதைவிட சிறந்த வழி உண்டா?

குறிப்பாக, இரவு நேரத்தில் உடல் தன்னைத்தானே சரிசெய்து கொள்ளும் நேரத்தில் பாலை நாம் அருந்துகிறோம். உடலின் ஒட்டுமொத்த செரிமான சக்தியும் பாலை ஜீரணிக்க அரும்பாடு படுகிறது. எஞ்சிய சவ்வுப் பொருளான கேஸினை குடல் பகுதியிலேயே விட்டுவிட்டுப் போகிறது செரிமான சக்தி. இது உடலுக்கும் குடலுக்கும் மந்தத்தன்மையை ஏற்படுத்துகிறது. வயிற்றுப் பகுதியின் பலமான தசைகளோடு, மந்தத்தன்மையுள்ள தொங்கு சதைகளும் கூட ஆரம்பிக்கின்றன. என்றும் கரையாத தொந்தியோடு நம் உடல் பெருக்கிறது. அன்றாட செரிமானத்தையும் மந்தத்திற்குத் தள்ளும் பால் சிறந்த உணவா?

குழந்தைகள் தாய்ப்பால் பருகும்வரை ஆரோக்கியமாகவும், சுறுசுறுப்பாகவும் ஒல்லியாகவும் இருப்பார்கள். இதுதான் குழந்தைகளின் இயல்பு.

நாம் தாய்ப்பாலை நிறுத்திவிட்டு, பசும்பால் கொடுக்கும்போது என்ன நிகழ்கிறது?

குழந்தை படிப்படியாக பசியை இழக்க ஆரம்பிக்கிறது. குழந்தையின் பசியற்ற நிலையை நாம் அறியாமல், தொடர்ந்து பசும்பாலைப் புகட்டுகிறோம். இன்னும் பசும்பாலோடு விதவிதமான ரசாயன பானங்களை (Horlicks, Boost, Bonvita) கலந்து கொடுக்கிறோம்.

குழந்தை கொஞ்சம் கொஞ்சமாக எடை கூடுகிறது. உடலில் கழிவுகளின் தேக்கம் உடலை எடைகூடச் செய்கிறது. முன்பிருந்த சுறுசுறுப்போ, வேகமோ காணாமல் போய் குழந்தை மந்தமாக மாறுகிறது. துறுதுறுப்பாக இருந்த குழந்தையை நாம் மந்தமாக்கவே விரும்புகிறோம். ஏனெனில் புறத்தோற்றம் 'கொழு கொழு' என்று இருக்க வேண்டுமென்பது நம் ஆசையாக இருக்கிறது.

'கொழு கொழு' குழந்தை ஆரோக்கியமான குழந்தை அல்ல. சுறுசுறுப்பான குழந்தையே ஆரோக்கியமானது.

சரி, பாலைப் பற்றி அறிந்துகொள்ள அறிவியல் ரீதியாகச் சிந்திப்போம்.

நம் உடலில் உள்ள சர்க்கரைகளில் இரண்டு வகை உள்ளது. ஒன்று நம் உணவிலிருந்து உடல் திசுக்களுக்குத் தரப்படும் குளுக்கோஸ் (Glucose). இரண்டு திசுக்களின் தேவை போக எஞ்சியுள்ள குளுக்கோஸை செறிவூட்டப்பட்டதாக மாற்றி கல்லீரலில் சேமித்துவைக்கப்படும் கிளைக்கோஜன் (Glycogen). குளுக்கோஸ் என்பது சாதாரணமான தினசரித் தேவைக்குப் பயன்படுவது. கிளைக்கோஜன் என்பது செறிவூட்டப்பட்ட, சக்தி அடர்த்தியாக்கப்பட்ட குளுக்கோஸ் ஆகும்.

உடல் கிளைக்கோஜனை சாதாரண நிலையில் பயன்படுத்துவது இல்லை. சாதாரண குளுக்கோஸை விட இது பன்மடங்கு ஆற்றல் கொண்டதாகும்.

இதேபோன்று, பாலிலும் பல வகை உள்ளது. குழந்தைகளுக்கான தாய்ப்பால் எளிய உணவாகும். இது ஜீரணத்திற்கும் கழிவு வெளியேற்றத்திற்கும் எளிமையானது. பிறந்து சில மாதங்களே ஆகும் குழந்தையின் உள்ளுறுப்புகளின் தன்மைக்கேற்ப தாய்ப்பால் உள்ளது.

ஆனால், பசும்பால்..?

கன்றுக்குட்டியின் செரிமானத் தன்மை, வளர்ச்சி வேகம் போன்றவற்றைப் பொறுத்துப் பசும்பால் செறிவானதாக அமைந்துள்ளது.

தாய்ப்பாலை விட, பசும்பால் பலமடங்கு செறிவான ஆற்றலுள்ள பொருளாகும்.

தாய்ப்பாலை கன்றுக்குக் கொடுத்தால், அதன் வளர்ச்சியில் குறைபாடு தோன்றும். பசும்பாலை குழந்தைக்குக் கொடுத்தால் அதன் வளர்ச்சி முறையற்றதாக அதிகரிக்கும்.

தாய்ப்பாலை விட பசும்பால் ஆற்றல்வாய்ந்தது என்றால் நல்ல உணவுதானே?

இல்லை. அளவுக்கு மீறிய அனைத்துமே நஞ்சுதான்.

பாம்பு விஷம் ஏறிய மனிதன் இறந்து போகிறான் அல்லவா? பாம்பு விஷத்தில் அப்படி என்ன விஷப் பொருள் இருக்கிறது? விஷப் பொருள் ஒன்றுமில்லை. முழுக்க முழுக்க புரதம் (Protein) தான்.

புரதம் உடலுக்கு நல்லது என்றுதானே கூறுகிறார்கள்? ஆம், புரதம் நல்லதுதான். உடலின் தேவைக்கு அளவாக இருக்கும் வரை!

முழு உடலே ஸ்தம்பிக்கும் அளவுக்குப் புரதம் உடலிற்குக் கொடுக்கப்பட்டால் என்ன ஆகும்? உள்ளே வந்த புரதத்தைப் பயன்படுத்த முடியாமல் கல்லீரல் செயலிழக்கும். இரத்தம் மூலமாக சிறுநீரகத்திற்குப் புரதம் வரும்போது இரு சிறுநீரகங்களும் செயலிழந்து போகிறது.

அளவுக்கு மீறினால் அமிர்தமும் நஞ்சு!

சாதாரணப் புரதம் - செறிவான புரதம். இரண்டில் எது விஷமாக மாறுகிறது. இதுபோலவே எந்த ஒரு உணவுப் பொருளும் அளவை மீறும்போது விஷமாக மாறும்தானே?

பாலை நாம் எதற்காக அதிகம் குடிக்கிறோம்? அதில் கால்சியம் (Calcium) என்ற சத்துப்பொருள் இருப்பதாக நம்பி பயன்படுத்துகிறோம்.

குழந்தைக்குத் தேவையான கால்சியம் மற்றும் பிற உயிர்ச்சத்து நிறைந்த உணவுதான் தாய்ப்பால். தாய்ப்பாலை மட்டுமே பருகி வரும் குழந்தைகள் மிக அழகான முறையில் வளர்ச்சி பெறுகிறார்கள்.

■ ஒரு குழந்தைக்கு எப்போது பல் முளைக்கிறது? ஒன்பது முதல் பதிமூன்று மாதங்களில் பல் முளைக்கிறது.

■ ஒரு பெண் குழந்தை எப்போது பருவமடைகிறது? பதிமூன்று வயதுக்கு மேல் பூப்பெய்துகிறது.

சரியான பருவத்தில் பல்முளைக்கவும், பருவமடையவும் இன்னும் வாழ்க்கை முழுவதற்குமான சக்தியை தன்னுள் அடக்கியதாக தாய்ப்பால் இருக்கிறது.

அதேபோல கன்றுக்குட்டிக்குப் பல் எப்போது முளைக்கிறது? பிறக்கும்போதே! பசுங்கன்று பருவமடைந்து எப்போது பால் கொடுக்கும்? ஒரே வருடத்தில்! கன்றின் வேகமான வளர்ச்சிக்கான சத்துகளை பசும்பால் கொண்டுள்ளது.

விரைவாக பல் வளரவும் பருவமடையவும் பயன்படும் செறிவான பசும்பாலை, நம் குழந்தைகளுக்குக் கொடுத்தோமானால்?

இன்று அதன் விளைவுகளைப் பார்த்துக் கொண்டிருக்கிறோம்.

உலகம் முழுவதும் பெண் குழந்தைகள் சிறிய வயதிலேயே பருவமடைகிறார்கள். எலும்புகளின் வளர்ச்சி வேகமடைந்து மிக உயரமாகவும், அல்லது வளர்ச்சி குன்றி குட்டையாகவும் காணப்படுகிறார்கள். கால் எலும்பு வளர்ந்து திருகி நடக்க முடியாதவர்களாகவும் குழந்தைகள் வளர்கின்றன. நடுத்தர வயதினருக்கு மூட்டுவலியும் எலும்புத் தேய்மானமும் (எலும்பைச் சூழ்ந்துள்ள சவ்வும், தசையும் தொய்வு அடைவதை எலும்புத் தேய்மானம் என்கிறார்கள்.) முதுகுத்தண்டு வலியும் ஏற்படுகின்றன.

இன்னும் நோய்களின் பட்டியல் நீண்டுகொண்டே இருக்கும்.

பாம்பு விஷத்தை (செறிவான புரதத்தை) எப்படி சாதாரண புரதமாகப் பயன்படுத்த முடியாதோ, அதுபோலவே செறிவான பசும்பாலை நாமும் பயன்படுத்த முடியாது.

இங்கு பசும்பால் என்று நாம் அறிந்து கொண்டிருப்பது கிராமப்புறங்களில் வீடுகளில் வளர்த்து அதிலிருந்து கிடைக்கும் பாலைத்தான்.

இன்று நகர்ப்புறங்களில் பால் வியாபாரத்திற்காக உருவாகியுள்ள பால்பண்ணைகளிலிருந்து கிடைக்கும் பாலையும் பாக்கெட்டில் விற்கப்படும் பாலையும் 'பசும்பால்' எனக் குறிப்பிட முடியாது.

பண்ணைகளில் வளர்க்கப்படும் பசுமாடுகள் எந்த அளவிற்குப் பால் தருமோ அந்த அளவிற்கு லாபம் கூடும். இந்தப் பால்பண்ணைகள்

உடலின் மொழி | 79

லாபத்திற்காக உள்ளனவா? அல்லது மக்கள் சேவைக்காக உள்ளனவா?

சந்தேகமே இல்லாமல் லாப நோக்கம்தான். அப்படியானால் பாலை அதிகப்படுத்துவது ஒன்றுதான் லாபடைய ஒரே வழி. பசுக்களிடமிருந்து பாலை அதிகமாகப் பிரித்தெடுக்க ஆக்ஸிடோசின் (Accidosin) என்ற ரசாயன ஊசி பண்ணைகளில் பயன்படுத்தப்படுகிறது. இந்த ஊசியானது இயற்கைக்கு மாறாக பசுவிடமிருந்து பாலை வலுக்கட்டாயமாகப் பிரித்தெடுக்கப் பயன்படுகிறது.

இப்படிப் பிரித்தெடுக்கப்படும் பாலில் ஆக்ஸிடோசின் ரசாயனத்தின் பாதிப்புகள் காணப்படுகின்றன. இந்தப் பால் பல்வேறு பாதிப்புகளை ஏற்படுத்தும் என்று அரசின் ஆய்வுக்கூடங்கள் தெரிவிக்கின்றன. எனவே, ஆக்ஸிடோசின் பயன்படுத்துவதை அரசு தடை செய்திருக்கிறது. என்றாலும் சாதாரண பசும்பாலை விட, இந்த 'ஆக்ஸிடோசின்' பால் இன்னும் ஆபத்தானது.

அப்புறம்... பாக்கெட் பால்.

இதைப்பற்றி இணையதளம், நாளிதழ்கள், குறுந்தகவல்கள் என்று தினசரி கேள்விப்பட்டுக்கொண்டேயிருக்கிறோம். பாக்கெட் பாலில் அதன் கெட்டித் தன்மையை அதிகரிக்க மாவுப் பொருட்களையும், பிறவற்றையும் கலக்கிறார்கள். இன்னும், பாலில் உள்ள சத்துகள் போதாதாம். கால்சியம், மினரல்ஸ்... என்று பலவித ரசாயனங்களையும் சேர்க்கிறார்கள். நீண்ட நாட்களாக இருப்பில் (Stock) வைத்து விற்க வேண்டியுள்ள பாக்கெட் பாலில் கெடாமல் இருப்பதற்கான ரசாயனங்களும் (Preservatives) சேர்க்கப்படுகின்றன.

சாதாரண பசும்பாலையே நாம் நிராகரிக்க வேண்டிய அவசியம் உள்ளபோது, வணிக ரீதியான பண்ணைப் பாலையும், ரசாயன பாக்கெட் பாலையும் என்ன செய்யலாம்?

நிச்சயமாக இவற்றைத் தவிர்ப்பது ஒன்றுதான் ஆரோக்கியத்திற்கு உகந்ததாகும்.

இன்றைய நவீன காலத்தில் பாலுக்கு மாற்றாக பால்பவுடரைப் பயன்படுத்துகிறார்கள். இதிலும் எண்ணற்ற ரசாயனங்கள் உள்ளன.

இந்தியா உள்ளிட்ட பல்வேறு உலக நாடுகளில் பால் பவுடரைத் தயாரித்து விற்பனை செய்யும் கம்பெனிகள் உள்ளன. அவற்றின் தயாரிப்புகளை வாங்கிப் பயன்படுத்திய நூற்றுக்கணக்கான குழந்தைகள் சீனாவில் சிறுநீரக பாதிப்பை அடைந்துள்ளன.

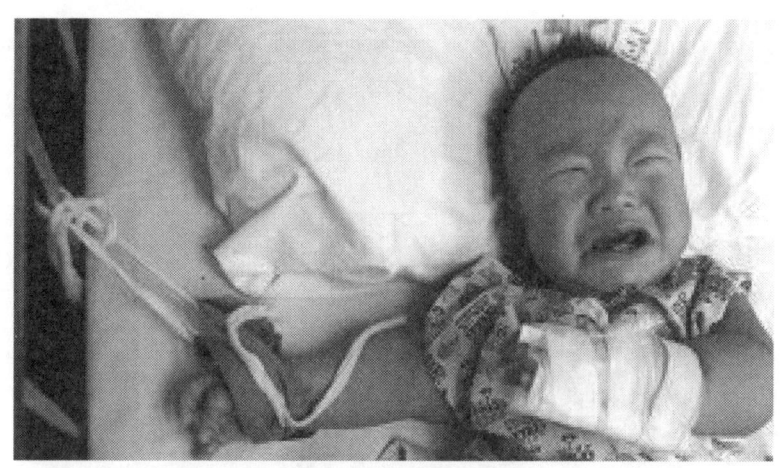

பால் பவுடரால் பாதிக்கப்பட்ட குழந்தையும் நிரம்பி வழியும் மருத்துவமனைகளும்.

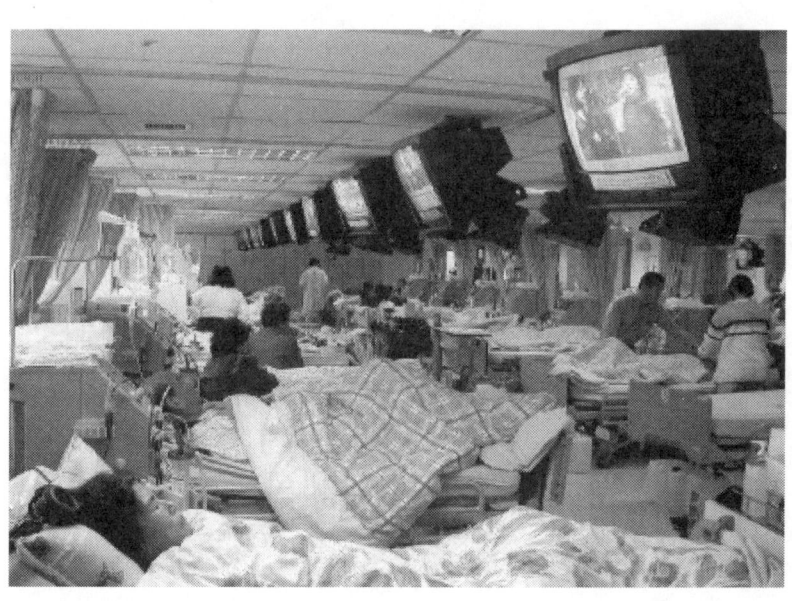

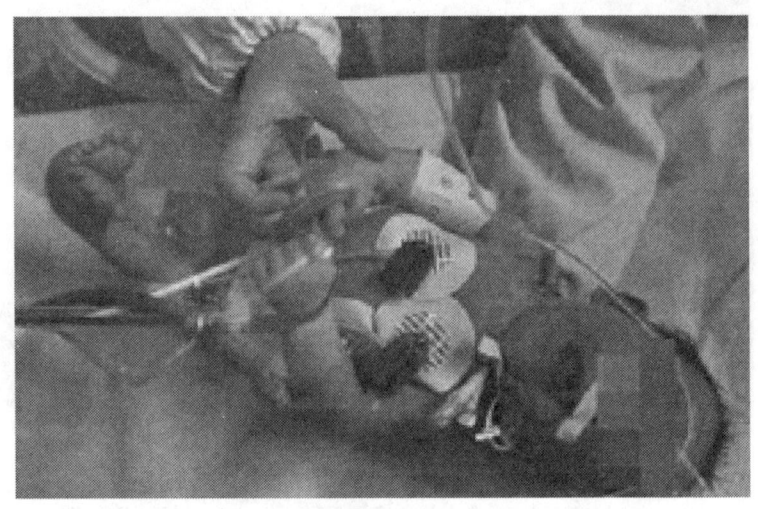

சிறுநீரகம் செயலிழந்த குழந்தையும்,
டயாலிஸிஸ் செய்யப்படும் பாதிக்கப்பட்டவர்களும்

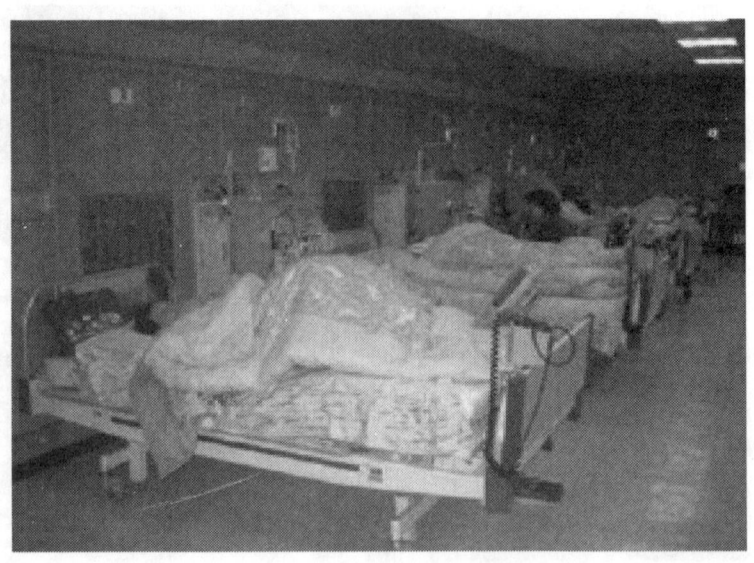

பாதிப்பு என்றால் சாதாரண நிலை அல்ல. அத்தனை குழந்தைகளுக்கும் சிறுநீரக செயற்கை சுத்திகரிப்பு (Dialisis), சிறுநீரக மாற்று அறுவை (Transplantation) செய்யும் அளவிற்கு!

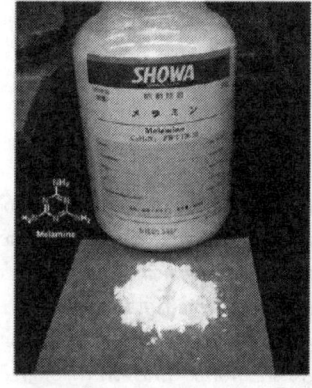

பாதிப்பை ஏற்படுத்திய பால்பவுடர் பாக்கெட்டுகளை சீன அரசு தடை செய்துள்ளது. இந்தப் பாக்கெட்டுகளில் சிறுநீரகத்தைச் சீர்குலைக்கும் மெலமைன் என்ற ரசாயனம் அதிக அளவில் உள்ளதாகக் கண்டறியப்பட்டுள்ளது.

பால் பவுடரால் மட்டுமல்ல. பலவகையான சத்துமாவு (Energy Powders) களிலும் (செரிலாக் போன்ற...) ஆரோக்கியத்தை சீர்கெடுக்கும் ரசாயனங்கள் உள்ளன.

1980 களில் உலகப் புகழ்பெற்ற ஒரு நிறுவனம் பாகிஸ்தான் உள்ளிட்ட நாடுகளில் தடைசெய்யப்பட்டிருந்தது. பின்பு ஏற்பட்ட உலகமயமாக்கல் சூழலில் அதேநிறுவனம் தன் தயாரிப்புகளை இந்தியா உள்ளிட்ட பல்வேறு நாடுகளில் பரப்பியுள்ளது.

நாம் நம் குழந்தைகளை 'சிறப்பு கவனிப்பு' என்ற பெயரில் எதுவும் செய்யாமல் இருந்தாலே போதும். நாம் உண்ணும் தினசரி உணவுகளே குழந்தைகளுக்கும் போதுமானது.

குழந்தைகளுடைய உணவு முறையில், அவர்கள் இயல்பில் நாம் குறுக்கிடாமல் இருப்பதே அவர்களுடைய ஆரோக்கியத்திற்கு நாம் செய்யும் உதவியாகும்.

18

நஞ்சில்லா உணவு?

"கேரள மாநிலத்தில் முந்திரிக் காடுகளில் பூச்சிக்கொல்லி மருந்து ஹெலிகாப்டர் மூலம் தெளிக்கப்பட்டது. அடுத்த சில ஆண்டுகளில் அருகிலுள்ள ஊர்களில் பல குழந்தைகள் ஊனமாகப் பிறந்தன. பூச்சிமருந்து தெளிக்கப்பட்டு வளர்ந்த முந்திரிகளைக் கூட அப்பகுதி மக்கள் சாப்பிடவில்லை. முந்திரிக்காடுகளில் அவர்கள் வேலை செய்யவுமில்லை. நாம் சாதாரணமாகப் பயன்படுத்தும் பூச்சிக்கொல்லிகள் காற்றிலும், நீரிலும் பரவி விஷத்தன்மையை உருவாக்குகின்றன.

இதே போன்ற நஞ்சை நம் நாட்டில் ஆண்டுதோறும் ஆயிரம் லட்சம் கிலோ அளவில் நமது பயிரிலும், நிலத்திலும், நீரிலும் காற்றிலும் கலந்துகொண்டே இருக்கிறோம்."

- என்று கூறுகிறார் இயற்கை வேளாண் விஞ்ஞானி டாக்டர். கோ. நம்மாழ்வார். (உழவுக்கும் உண்டு வரலாறு, விகடன் பிரசுரம்.)

கடலியல் விஞ்ஞானியான ரெய்ச்சல் கார்சன் (Rachel Carson) 1962 இல் 'மௌன வசந்தம்' (Silent spring) என்ற உலகப் புகழ் பெற்ற நூலை எழுதினார். அதிலிருந்து சில வரிகள்...

"அமெரிக்காவின் மிகப்பிரசித்தி பெற்ற ராபின் பறவை பனிக்காலத்தில் இங்கிலாந்து போன்ற நாடுகளுக்குச் சென்றுவிடும். வசந்தகாலம் பிறக்கும் போதுதான் நாடு திரும்பும். இந்த ராபின் பறவை இனம் படிப்படியாகக் காணாமல் போக ஆரம்பித்தது.

1956 ஆம் ஆண்டில் இங்கிலாந்து நாட்டின் சாலையோர மரங்களில் உள்ள இலைகளை ஒருவித வண்டுகள் தின்று அழித்தன. அந்த வண்டுகளை அழிக்க ஹெலிகாப்டர் மூலம் பூச்சிக்கொல்லிகள் தெளிக்கப்பட்டது. வண்டுகள் செத்துப் போயின. அந்த மரத்திலிருந்து நஞ்சு படிந்த இலைகள் உதிர்ந்து, அதைத் தின்ற மண்புழுக்கள் இறந்தன. மண்புழுக்களைத் தின்ற ராபின் பறவைகளும், நீரில்

விழுந்த நஞ்சால் மீன்களும் செத்துப்போயின.

கொடுமை இத்தோடு முடியவில்லை. அந்த மண்புழுக்களை உண்ட பறவைகள் கூடு கட்டவில்லை. சற்றுக் குறைவான மண்புழுவை உண்ட பறவைகள் கூடுகட்டின. ஆனால் முட்டையிடவில்லை. இருந்த சில முட்டைகளில் 13 நாட்களில் குஞ்சு பொறிக்க வேண்டும். ஆனால் 21 நாட்களுக்குப் பின்பும் முட்டையில் எந்த மாறுதலுமில்லை.

பூச்சிக்கொல்லி மருந்துகள், குறிப்பிட்ட பூச்சிகளைப் பூண்டோடு அழிப்பதுடன், அவை பிற உயிரினங்களின் உயிரணுவையும் அழித்து மலடாக்குகிறது என்று அப்போது கண்டறிந்தனர்."

அமெரிக்காவின் தேசியப்பறவையான வழுக்கைத்தலை கழுகும், மெல்லமெல்ல அழிந்து வருவது உள்ளிட்ட பல விசயங்களை இந்நூலில் எழுதி உலகையே அதிரவைத்தார் ரெய்ச்சல் கார்சன்.

டாக்டர். நம்மாழ்வாரும் ரெய்ச்சல் கார்சனும் ரசாயனங்களை வேளாண்மையில் பயன்படுத்துவதால் ஏற்படும் பாதிப்புகளைக் கூறியுள்ளார்கள்.

நவீன விஞ்ஞானம் கூறும் விவசாயம் உயிரற்றது. அதன் ஆராய்ச்சிகள் உயிரற்ற பொருட்களை வைத்துச் செய்யப்படுகின்றன. இன்றைய விஞ்ஞானப்பூர்வமான விவசாயம் எப்படி இருக்கிறது?

இதோ டாக்டர். நம்மாழ்வாரின் பட்டியல்:

1. இந்த நூறு ஆண்டுகளில் ஒரே ஒரு காட்டுப் பயிரைக் கூட வளர்ப்புச் செடியாக்கவில்லை.

2. இயற்கை வாழ்க்கையாக இருந்த விவசாயம், இப்போது ஆலைத் தொழிலாக (Agri Factory) மாறியுள்ளது.

3. உதாரணமாக 1906 ஆம் ஆண்டு பிரான்ஸ் நாட்டில் 3600 ஆப்பிள் ரகங்கள் இருந்தன. 1986 ஆம் ஆண்டு 10 ரகங்கள் மட்டுமே இருந்தன. இப்போது..?

4. அதேபோல பிரான்ஸ் உழவர்கள் ஒன்பது வகை கோதுமையை விளைவித்தார்கள். இன்று இரண்டு ரகங்கள் மட்டுமே உள்ளன.

5. நமது பாரம்பரியம் அழியும்போது பயிர் ரகங்கள் மட்டும் அழியவில்லை. பயிர் இனமே அழிந்துவருகிறது.

"ரசாயன உரங்களுக்குத் தாக்குப்பிடிக்காத நல்ல பயிர் ரகங்கள் அழிக்கப்பட்டுவிட்டன. இனி... ஆலைகள் பன்முகமாகும். ரசாயனங்கள் பன்முகமாகும். மனித வாழ்வில் மட்டும் பன்முகம் என்பது காணாமல் போகும்."

- பிரான்ஸ் நாட்டு மண்ணியல் அறிஞர். பூரிங்கோ.

... இது விஞ்ஞானம் வேளாண்மையில் புகுந்ததால் ஏற்பட்ட விளைவு. நமது பாரம்பரியம் அறிவியல்பூர்வமானது. உயிருள்ளது. இன்றைய விஞ்ஞானம் பொருளடிப்படையில் ஆனது. உயிரற்றது.

ஒரு சாதாரண ரசாயனத்தை மண்ணில் போடுவதற்கே இப்படியான விளைவுகள் ஏற்படுகின்றன. அனைத்தையும் உட்கிரகிக்கும் மண்ணிற்கே இந்த விளைவுகள் ஏற்படுகின்றன என்றால், மனிதனின் உடலிற்குள் நாம் கேள்விக் கணக்கின்றி போடுகிற ரசாயன மாத்திரைகளால் எப்படி விளைவுகள் ஏற்படும்? 'பசுமைப் புரட்சி'யில் ஏற்பட்ட ரசாயன உரங்களுக்கு எதிரான விழிப்புணர்வு இப்போது வளர்ந்திருக்கிறது. ஆனால், மனித உடலிற்குள் செலுத்தப்படும் ரசாயனங்கள், உயிர்க்கொல்லிகளைப் பற்றி நாம் அறிவதில்லை.

ரசாயனங்களை உட்கொள்வதற்கு நாம் எந்தக் கேள்வியையும் கேட்பதில்லை. ஆனால், நல்ல உணவுகளை சந்தேகப்படுகிறோம். எது நல்ல உணவு என்பதை அறிவதற்கு எது தீங்கான உணவு என்பதை அறிய வேண்டும்.

சாதாரண உணவுகளில் பிரிவினையே கிடையாது. உணவுப் பொருட்களில் சத்து விகிதங்கள் வைட்டமின், மினரல்ஸ், கலோரி... என்று நிறையக் கூறுவார்கள். நாம் உண்ணும் உணவு எதுவானாலும் உடலிற்கு எது தேவையோ அவ்வகையான சத்துப் பொருளாக உடல் மாற்றிக்கொள்ளும்.

உதாரணமாக 100 கலோரி உள்ள ஓர் உணவை இருவர் ஒரே நேரத்தில் சாப்பிடுகின்றனர். ஒருவருக்கு 90 கலோரி தேவையும் இன்னொருவருக்கு 20 கலோரி தேவையும் இருக்கிறது. நாம் சத்துள்ள உணவு என்று 100 கலோரி உணவைச் சாப்பிடுகிறோம்.

உடல் 100 கலோரியையும் அந்த உணவிலிருந்து பெற்றுக்கொள்ளுமா? எந்த உடலிற்கு எவ்வளவு சத்து தேவையோ, அந்த அளவிற்கு மட்டுமே உணவிலிருந்து பெற்றுக்கொள்ளும்.

உடல், தனக்குத் தேவையானதை மட்டுமே எப்போதும் ஏற்றுக்

கொள்கிறது. அதுதவிர, இந்தக் 'கலோரி' என்பது உடலுக்கு வெளியில் உயிரற்ற இயந்திரத்தின் வேதிமாற்ற அடிப்படையிலான கணக்கு. இந்தப் புறக்கணக்குகள் உயிருள்ள மனித உடலில் செல்லுபடியாவதில்லை.

அதேபோன்றுதான் வைட்டமின்கள்.

உடலிற்கு எந்த வகையான சத்து தேவை என்பதை நாம் டெஸ்டுகள் மூலம் அறியலாம். ஆனால், தேவையைப் பூர்த்தி செய்ய அதேவிதமான பொருளை உடலிற்குக் கொடுக்க முடியாது.

ஒரு நபருக்கு கால்சியம் சத்துக் குறைவினால் எலும்புகள் வளர்ச்சியடையவில்லை என்று வைத்துக்கொள்வோம். அந்தக் கால்சியத்தை யார் உற்பத்தி செய்தால் குறைபாடு நிறைவடையும்? உடலே உற்பத்தி செய்யும் சத்துகளையே உடல் ஏற்கும். உடலிற்கு வெளியே நாம் தயாரித்த சத்துகளை உடல் எப்போதுமே நிராகரிக்கும்.

இதை இன்னும் எளிமையாகப் புரிந்து கொள்வோம். 1959 ஆம் ஆண்டில் ஆராய்ச்சியாளர் லூயி கேர்வரான் சில பரிசோதனைகளை மேற்கொண்டார்.

பிரான்ஸ் நாட்டு கிராமப்புறங்களில் வளரும் கோழிகள் பற்றி ஆராய்ந்தார் கேர்வரான். கோழியின் இறகுகளிலும், அதன் கழிவுகளிலும், முட்டைகளிலும் கால்சியம் (Calcium) கூடுதலாகக் காணப்பட்டது. இவ்வளவு கால்சியம் கோழிக்கு எங்கிருந்து கிடைத்தது? என்பதை ஆராய்ந்தார்.

பாறைத்துகள்கள், மைக்கா போன்றவை மிகுந்த அந்த கிராமங்களில் கோழிக்குக் கொடுக்கப்பட்ட உணவு ஓட்ஸ் தானியம் மட்டும்தான். கோழியின் தினசரி உணவை ஆய்வு செய்து பார்த்தார் கேர்வரான். அதில் கால்சியம் மிகக் குறைவாகவே இருந்தது. ஆனாலும், அந்த உணவைத் தின்று கோழியின் உடல் அதற்குத் தேவையான கால்சியத்தைத் தானே உற்பத்தி செய்துகொள்வதை உணர்ந்தார்.

அதேபோல, பசுவின் பாலில் கால்சியம் உள்ளது. ஆனால் பசு உண்ணும் புல்லில் கால்சியம் இல்லை. மக்னீசியம் மட்டுமே உள்ளது. ஒரு உயிருள்ள உடலின் உள்ளே நடைபெறும் வேதிமாற்றம் உடலுக்குத் தேவையானதைத் தருகிறது.

கேர்வரான் தன் கண்டுபிடிப்பை எடுத்துக் கூறினார். 'கண்ணால் கண்டதை மட்டுமே நம்புவோம்' என்றனர் விஞ்ஞானிகள். தான் கண்டுணர்ந்த அறிவியலை, விஞ்ஞானிகளுக்குப் புரியுமாறு சோதனை

மூலம் விளக்கினார்.

நான்கு எலிகளைப் பிடித்து அவற்றின் முன்னங்கால்களை ஒடித்தார் கேர்வரான். நான்கு எலிகளுக்கும் எக்ஸ்ரே எடுக்கப்பட்டது. பின்பு, இரண்டு எலிகளுக்குக் கால்சியம் மருந்தையும், இரண்டு எலிகளுக்குப் புல்லும், காய்கறிகளும் கொடுத்தார். இரண்டு வாரம் கழித்து எலிகளுக்கு எக்ஸ்ரே எடுக்கப்பட்டது.

காய்கறிகள் தின்ற இரண்டு எலிகளுக்கும் கால் எலும்பு வளர்ந்து, ஒட்டி குணமாகியிருந்தது. கால்சியம் சாப்பிட்ட எலிகளுக்கு லேசாக எலும்பு வளர்ந்திருந்ததே தவிர, ஒட்டி குணமாகவில்லை.

"உயிர்களின் செயல்பாட்டில் ஒன்று மற்றொன்றாக மாறுகிறது" என்ற தன் கருத்தை மெய்ப்பித்தார் லூயி கேர்வரான் [C.L.Kervaran Biologicl Transmutation (1973)].

இதிலிருந்து நாம் என்ன தெரிந்துகொள்கிறோம்? நம் உடலிற்கு என்ன விதமான சத்துப்பொருள் தேவையோ அதை உடலே தயாரித்துக்கொள்கிறது. அதுவும், தேவையான சத்துப்பொருள் கொண்ட உணவு இல்லாமலேயே!.

அப்படியானால் கால்சியம் தேவையானால் உடல் எதிலிருந்தாவது எடுத்துக்கொள்ளும். நம் உணவில் கால்சியம் கொடுப்பது வீண்வேலை.

இன்னொரு அடிப்படையான விசயமும் இருக்கிறது. இந்த வைட்டமின்கள் எந்த இடத்தில் தயாராகின்றன? நாம் சாப்பிட்ட உணவு பற்களால் அரைக்கப்பட்டு நம் உமிழ்நீருடன் வினைபுரிவது முதல் மாற்றம். இதில் வைட்டமின்கள் தோன்றுவதில்லை. அரைக்கப்பட்ட உணவு இரைப்பையில் அமில நொதிகளுடன் வினைபுரிகிறது. இது இரண்டாவது மாற்றம். இங்கும் வைட்டமின்கள் தோன்றுவதில்லை. இரைப்பையிலிருந்து சிறுகுடலுக்குச் செல்லும் உணவுக் கூழுடன் சிறுகுடல் நொதிகளுடன், பித்தப்பை நீருடன்... என்ற இன்னும் பல வேதிவினைகள் நடைபெறுகின்றன. செரிமானத்தின் இறுதிப்பகுதியில் சிறுகுடலின் கடைசியில் வைட்டமின்கள் தோன்றுகின்றன. அவை குடலுறிஞ்சிகளால் உறிஞ்சப்பட்டு ரத்தத்தில் கலக்கின்றன.

ஒரு வைட்டமின் தோன்றுவதற்கு எத்தனை உயிர் வேதிவினைகள் தேவை?

1. உமிழ்நீர் என்ஸைம்

2. இரைப்பை அமிலம்

3. கணைய நீர்

4. சிறுகுடல் நொதிகள்

5. பித்தநீர்

... இப்படிப் பல வேதி மாற்றங்களே உணவை வைட்டமின்களாக மாற்றுகின்றன. அதுவும் உடலின் தேவையைப் பொறுத்து!.

இப்போது நாம் நேரடியாக வைட்டமின்களை சாப்பிட்டால் என்ன ஆகும்?

வைட்டமின்கள் உமிழ்நீருடன் வினைபுரியும்போது வைட்டமின்களாகவே இருக்குமா? அல்லது உருமாறுமா? வேதிவினை என்பதே உருமாற்றம்தான். நாம் உண்ணும் வைட்டமின்கள் உடலின் பல நிலைகளில் வேதிமாற்றங்களுக்கு உட்பட்டு உருமாறுகின்றன. செரிமானத்தின் இறுதிப்பகுதியில் வைட்டமின்கள் சத்துகளாக இருக்க முடியாது. ஒருவேளை நுண்ணோக்கிகளின் கண்களுக்கு வைட்டமின் போன்ற உருவத்தைக்கொண்டதாக இருந்தாலும், தன்மையில் வேறொன்றாக இருக்கும். கேர்வரானின் சோதனைப்படி எந்த வகையான சத்து தேவையோ, அதேவகையை உணவாகக் கொடுக்கக்கூடாது.

அப்படியானால் நாம் உண்ணும் உணவில் என்ன வகையான சத்து இருக்கிறது என்பது நம்முடைய கவலைக்குரியது இல்லை. அதை உடல் கவனித்துக் கொள்ளும்.

இப்போது எவ்வகையான உணவை நாம் சாப்பிடக் கூடாது?

உடலுக்குத் தேவை என்று நாம் கருதும் சத்துப் பொருட்கள் அடங்கிய உணவை தவிர்க்க வேண்டும். ஏனெனில், நேரடியான சத்துப் பொருட்கள் வேதிமாற்றத்திற்குட்பட்டு உடலிற்கு தீங்கு விளைவிக்கும் பொருட்களாக மாற்றமடைகின்றன.

உடலிற்குள்ளே நடைபெறும் வேதிவினைகள் உயிர் வேதியியலாகும். உடலிற்கு வெளியே நாம் ஏற்படுத்துவது வெறும் உயிரற்ற ரசாயன மாற்றங்களைத்தான். அதேபோல, உடலிற்குள் உடலால் தயாரிக்கப்படும் சத்துப் பொருட்களும், உடலிற்கு வெளியே நாம் தயாரிக்கிற ராசயனங்களும் உருவ அடிப்படையில் மட்டுமே ஒரேமாதிரி தோற்றமுடையவை. தன்மையும் செயலும் வெவ்வேறானவை!.

நாம் சாப்பிடக்கூடாத இன்னொரு உணவு வகையும் உண்டு. அவை வெளிப்படையாக ரசாயனம் கலக்கப்பட்டவை என்று நாம் அறியும் உணவுகள்!.

இதை நாம் சரியாகப் புரிந்துகொள்ள வேண்டும். ரசாயனக் கலப்புள்ள உணவுகளைத் தவிர்க்கிறோம் என்ற பெயரில் அனைத்து வகை உணவுகளையும் ஆராய்ச்சி செய்வோமானால் உலகில் எதுவுமே மிஞ்சாது! ஏனெனில் தூய்மையான நல்ல உணவு ரகங்களை விஞ் ஞான மாற்றத்தால் நாம் இழந்துவிட்டோம்.

மறுபடியும் முளைக்காத விதைகள், பூச்சிக்கொல்லியும் ரசாயன உரங்களும் பயன்படுத்தி வளர்க்கப்படும் பயிர்கள், மரபணு மாற்றம் செய்யப்பட்டு விளைச்சல் அதிகரிக்கப்பட்ட பழங்கள்... என்று இயற்கைத் தன்மையை இழந்த உணவுகளே இன்றைய நடைமுறையில் உள்ளன.

இன்னும், முட்டையிடாத கோழிகள் (பிராய்லர்), குஞ்சு பொறிக்காத முட்டைகள் (லக்கான்) என வியாபார ரீதியில் தயாரிக்கப்படும் உணவுகளே உலகம் முழுவதும் சந்தைகளில் கிடைக்கின்றன. உள்நாட்டு உணவு விவசாயம் உழவர்களிடமிருந்து பன்னாட்டுக் கம்பெனிகளுக்குப் போய் இயந்திரத் தொழிலாகிவிட்டது.

எனவே... நல்ல உணவைத் தேடுகிறோம் என்று உலகம் முழுவதும் சுற்றித் திரிந்தாலும் பயனில்லை. அப்படியானால் எந்த உணவைத்தான் தவிர்ப்பது.?

வெளிப்படையாக 'ரசாயனக் கலப்பு' என்று தெரியும் உணவுகளைத் தவிர்க்கலாம். டின்களில் அடைத்து விற்கப்படும் எல்லா பானங்களும் உணவுகளும் இருப்பு ரசாயனம் (Presservatives) கலக்கப்படுபவை என்பது நமக்குத் தெரிந்த விசயம் தானே? அவற்றைத் தவிர்க்கலாம். பழவகைகளில் பளபளப்பாக இருப்பவற்றை தவிர்க்கலாம். பளபளப்பாக இருப்பது அழகுதானே? அதை ஏன் தவிர்க்க வேண்டும்?

உதாரணத்திற்கு ஆப்பிள்.

இவை பண்ணைகளிலிருந்து ரசாயனத்தால் முதலில் கழுவப்படுகிறது. பின்பு, நீண்ட நாள் கெடாமல் இருப்பதற்கான ரசாயனம் (Preservatives) பூசப்படுகிறது. அதன் பின்னர் பளபளப்பாக இருப்பதற்காக மெழுகு (Vax) தடவப்படுகிறது. இந்த மெழுகோடுதான் நாமும், நம் குழந்தைகளும் ஆப்பிளை வாங்கிச் சாப்பிடுகிறோம்.

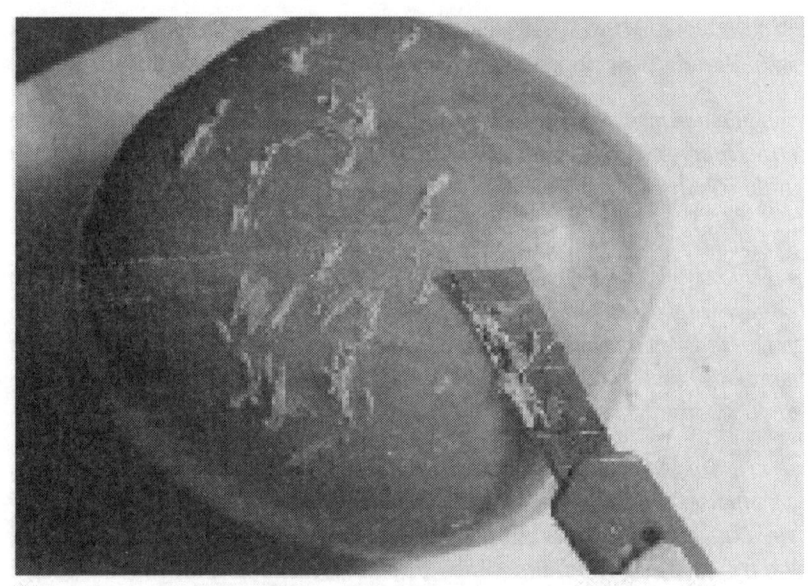

மெழுகினால் பளபளக்கும் ஆப்பிள்

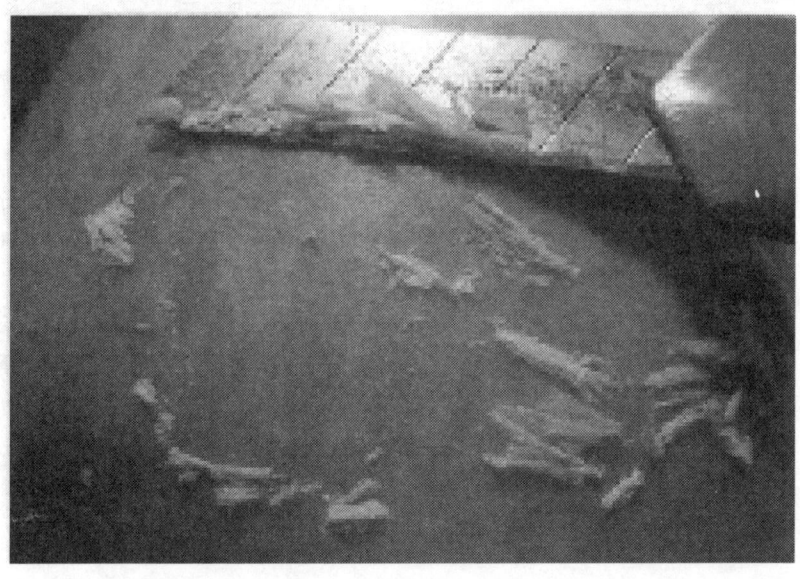

நீங்கள் வாங்கும் பளபளப்பான ஆப்பிளின் மேற்புறத்தை ஒரு கத்திகொண்டு சுரண்டுவீர்களானால் மெழுகு கைநிறையக் கிடைக்கும்.

இப்படியான உயர்தரம் என்று நாம் நம்பி வாங்குகிற பளபளப்பான பழ வகைகளைத் தவிர்க்கலாம். அப்படியென்றால் எதைத்தான் சாப்பிடுவது?

நீங்கள் எதைச் சாப்பிட்டாலும் செரிப்பதற்கு இரைப்பை இருக்கிறது. கழிவுகளை நீக்க சிறுநீரகமும், பெருங்குடலும் இருக்கிறது. ரசாயன நச்சுகளை சுத்திகரிக்க, ஒழுங்குபடுத்த கல்லீரல் இருக்கிறது. ஆனாலும் நம் உள்ளுறுப்புகளை மேலும் பலவீனப்படுத்தும் வெளிப்படையான ரசாயனக் கலப்புகளை நாம் தவிர்த்துவிட்டு, எதை வேண்டுமானாலும் சாப்பிடலாம்.

பழங்களில் பருவகால (Season) பழங்களைச் சாப்பிடலாம். தானியங்கள், கீரைகள் போன்றவற்றிலும் பருவகால உணவுகளைச் சாப்பிடலாம். மலிவாக நாம் கருதித் தவிர்க்கும் சாதாரணப் பழங்களைச் சாப்பிடலாம். கொய்யா, வாழை, நாவல், மாம்பழம், சப்போட்டா, வெள்ளரி, தர்பூசணி... போன்ற பழவகைகள், நவதானியங்கள், பயறு வகைகள்... இன்னும் அனைத்துப் பிராந்திய உணவுகள் (அந்தந்த பகுதிகளில் கிடைக்கும் உணவுகள்) மிகச் சிறந்த உணவுகளாகும்.

அசைவ உணவுகளில் மீன், ஆடு போன்றவை மரபணு மாற்றப்படாத வகைகள்.

நாம் என்ன உணவு சாப்பிட வேண்டும் என்பதைக்கூட நம் உடலின் முடிவிற்கு விட்டுவிடலாம்.

நம் உள்ளுறுப்புகள் ஒவ்வொன்றிற்கும் ஒவ்வொரு சுவை உண்டு. புளிப்பு கல்லீரலையும், இனிப்பு இரைப்பையையும், கசப்பு இதயத்தையும், காரம் நுரையீரலையும், உப்பு சிறுநீரகத்தையும், துவர்ப்பு மண்ணீரலையும் தூண்டும், சக்தியளிக்கும் சுவைகளாகும்.

நாம் நம் உடலை உணரத் துவங்கினால் என்ன சுவை சாப்பிடத் தோன்றுகிறதோ? அந்த சுவையுள்ள உணவைச் சாப்பிடலாம். அதை நம் உணர்வுகள் நமக்கு அறிவிக்கும்.

உணர்வுகளால் நமக்கு அறிவிக்கப்பட்டு, பசி தோன்றி நாம் உண்ணும் உணவுகள் உடலிற்கு நன்மையை ஏற்படுத்தும்.

இதுவே சிறந்த உணவாகும்.

19

இயற்கையை விரும்புவோம்!
இயற்கைக்கே திரும்புவோம்!

உடல் இயற்கையையும், அதன் மொழியையும் புரிந்து கொண்டுள்ளோம்.

உடல் தவறு செய்யாது என்று துவங்கி, உடலில் தோன்றும் அனைத்து தொந்தரவுகளுக்கும் நம் முறையற்ற விதி மீறலே காரணம் என்பது வரை அறிந்துவந்துள்ளோம்.

நம் விதிமீறல்களால் உடலின் உள்ளுறுப்புகளில் கழிவுகள் தேங்குகின்றன? உடலின் இயக்கத்தை பாதிக்கின்றன. தேங்கிய கழிவுகளை உடல் வெளியேற்ற முயல்கிறது. தேக்கப்பட்ட கழிவுகளின் வெளியேற்றம் தொந்தரவுகளோடுதான் நடைபெறும். இந்தக் கழிவு வெளியேற்றத்தைத்தான் நாம் நோய் என்று கருதுகிறோம். ஆக, உலகிலும் உடலிலும் நோய் என்பதே இல்லை.

அன்றாடக் கழிவுகள் வெளியேற்றத்தின் மூலம் ஒவ்வொரு செல்லும் புத்துணர்ச்சியடைகிறது. உடலின் இயக்கத்தில் நாம் தலையிடாதவரை, அதன் ஆரோக்கியம் சீராகவும், சிறப்பாகவும் இருக்கிறது.

ஓய்வற்ற உழைப்பு, பசியற்ற உணவு, தாகமற்ற தண்ணீர், அளவு மீறும் சாப்பாடு... போன்றவையும், இயற்கைக்கு விரோதமான பழக்கவழக்கங்களும் விதி மீறலாக அமைகிறது.

உடலின் செல்களை நாம் கழிவுகளால் நிரப்பும் போதும் அது தன்னை சுகப்படுத்திக் கொள்ளவே விரும்புகிறது.

கழிவுகளைத் தேங்க அனுமதித்து விட்டோம். பரவாயில்லை. உடல் தன்னை சுத்திகரித்துக்கொள்ள அனுமதிக்க வேண்டுமல்லவா? அதையும் நாம் செய்வதில்லை. தேக்கமுற்ற கழிவுகள் பல்கிப் பெருகி கிருமிகளை உருவாக்குகிறது. பின்பும் நாம் உடலை விடுவதாய் இல்லை. விதிமீறல்களை மேலும் தொடர்வது, ரசாயன மருந்துகளை உடலிற்குள் தள்ளுவது போன்ற மோசமான செயல்களால் உடலின் இயக்கத்தையும் அதன் ஆரோக்கியத்தையும் நிரந்தரமாகச் சிதைக்கிறோம்.

உடல் ஒவ்வொரு நிலையிலும், நம்மைப் பாதுகாக்கவே விரும்புகிறது.

உடலிற்கு நாம் உதவி செய்வதாக முடிவு செய்துவிட்டால் இரண்டு வகைகளில் செய்யலாம்.

1. துணை நிற்றல் (Support)
2. தூண்டுதல் (Stimulate)

கழிவுகள் தேங்கிய பின்பு, அவை வெளியேறும் வரை உடலின் மொழியறிந்து பொறுமையோடு இருத்தலே துணைநிற்றலாகும்.

நம் வீட்டில் வளர்க்கும் நாயைப் பாருங்கள். ஆரோக்கியமான நிலையில் சுறுசுறுப்பாக இயங்கும் நாயானது, சில நேரங்களில் எதையும் கண்டுகொள்ளாமல் படுத்தே கிடக்கும்.

நாய் உடலின் இயக்கத்திற்குத் துணை நிற்கும்போது ஓய்வில் இருக்கும். அதன் உள்ளுறுப்புகளில் தேங்கிய கழிவுகள் வெளியேறும் போது, நாய் உணவை மறுக்கிறது. அதற்குப் பிடித்தமான அசைவ உணவுகளை நாம் கொண்டுபோய்க் கொடுத்தாலும் நாய் உணவைத் திரும்பிக்கூடப் பார்க்காது.

பசியற்ற தன் உடலின் மொழியை நாய் அறிந்திருக்கிறது. நாம்...?

இப்படி, உடலின் இயக்கத்திற்கேற்ப பொறுமையோடு காத்திருப்பதுதான் துணை நிற்றலாகும்.

"லங்கணம் பரம ஔஷதம்" என்பது வடமொழி வாக்கு. அதாவது, 'பட்டினியே அனைத்திற்குமான மருத்துவம்' என்று பொருள்.

நாம் உடலிற்குத் துணை நிற்கிறபோது, இன்னும் வேகமாக கழிவுகள் வெளியேறி ஆரோக்கியம் திரும்ப வழி செய்கிறது.

துணைநிற்றலே சிறந்த சிகிச்சையாகும்.

தேங்கிய கழிவுகள் வெளியேறும்போது, ஏற்படும் தொந்தரவுகள் தற்காலிகமானவை.

நாம் தினமும் மலம் கழிப்பதற்கோ, சிறுநீர் கழிப்பதற்கோ கஷ்டம் தோன்றுகிறதா? இல்லை. ஏனெனில், அவை அன்றாடம் வெளியேறவேண்டிய கழிவுகள். அதே மலம் மலச்சிக்கல் ஏற்பட்டுத் தேங்கிய பின்பு அது வெளியேறும்போது தொந்தரவு தோன்றுகிறது. வெளியேற வேண்டிய சிறுநீரை நாம் அடக்கி வைப்போமானால்

சிறுநீர் கழிக்கும் உணர்வே தொந்தரவாக மாறுகிறது.

தேக்கமடைந்த கழிவுகள் வெளியேறும்போது தோன்றும் தொந்தரவுகள் அவற்றை வெளியேற்ற உதவி செய்யும். சாதாரணமாக, பாத்திரங்களில் லேசான அழுக்குகள் உள்ளபோது அவற்றைக் கழுவ வெறும் தண்ணீரே போதுமானது. எவ்வித சிரமமுமின்றி பாத்திரங்கள் தூய்மையாகிவிடும்.

அதே பாத்திரத்தில் இரண்டு, மூன்று நாள் அழுக்குகள் சேர்கிறபோது பிசுபிசுப்புத் தன்மை தோன்றுகிறது. அழுக்குகள் பாத்திரத்தோடு ஒட்டிக் கொள்கின்றன. அதை வெறும் தண்ணீரால் மட்டும் கழுவிவிட முடியாது. பாத்திரங்களை அழுத்தித் தேய்த்தும், சுரண்டியும்தான் அந்த பிசுபிசுத்த அழுக்குகளை நீக்க வேண்டியிருக்கிறது.

தேக்கமடைந்த கழிவுகள் வெளியேறும்போது ஏற்படும் தொந்தரவுகளும் இவ்வகைதான். உடல் அழுத்தித் தேய்த்து, சுரண்டிக் கழிவுகளை வெளித்தள்ளுகிறது.

கழிவுகள் வெளியேறி, ஆரோக்கியம் திரும்பும்போது ஏற்படும் தொந்தரவுகளை எளிமைப்படுத்திக் கொள்ள துணைநிற்றலோடு கூடிய சிகிச்சை உதவி செய்யும்.

மருந்துகள் இல்லாமல் உடலின் ஆரோக்கியத்தை சீர்கெடுக்காமல் நலம்பெற அக்குபங்சர், இயற்கை மருத்துவம் போன்றவற்றைப் பயன்படுத்தலாம்.

எந்தவிதமான சிகிச்சை எடுத்துக்கொண்டாலும், உடலில் கழிவுகள் வெளியேற உதவி செய்வதுதான் முக்கியமானதாகும்.

கழிவுகளை உடலிற்குள்ளேயே அமுக்கி வைக்கும் வேலையை எல்லா மருந்துகளும் செய்கின்றன. அதிலும், ரசாயன மருந்துகள் கழிவுகளை புதிதாக ஏற்படுத்தவும் செய்கின்றன.

நச்சுக்கழிவுகளை நாம் உள்ளுறுப்புகளில் தேக்கி வைப்போமானால், அவை கடுமையாக பாதிக்கப்பட்டு, அழுகிப்போகின்றன. இந்நிலையிலும் நவீன மருத்துவத்தை நாம் நாடுவோமானால் அழுகிய உறுப்புகளை அறுத்து எடுத்துவிட வேண்டியதிருக்கும்.

சிகிச்சைக்கும், துணை நிற்றலுக்கும் முன்னால் கழிவுகள் தேங்காமல் இருக்க உடலிற்கு உதவுவதுதான் ஆரோக்கியத்தின் ஒரே வழி. உடலின் ஒரே மொழி!

இயற்கைக்குத் திரும்புங்கள் என்றால் தாடி வளர்த்துக்கொண்டு, காடுகளுக்குச் சென்றுவிடுவது என்று அர்த்தமில்லை.

உடலின் இயற்கை என்ன சொல்கிறதோ அதைக் கடைபிடியுங்கள்! இதுதான் இயற்கைக்குத் திரும்புதல். இயற்கையைப் பின்பற்றுவது மிகவும் எளிமையான விசயம், அது நம் வாழ்க்கையின் பல தேவைகளைக் குறைக்கும்.

அவ்வப்போது, சூழ்நிலைகளால் நாம் இயற்கை விதிகளிலிருந்து தவறும்போது உடல் தானே சரிசெய்து கொள்கிறது. எந்த ஒரு சூழ்நிலை மாற்றத்திற்கும் உடல் தன்னை தயார்படுத்திக் கொள்கிறது.

உதாரணமாக செல்போன் வந்த புதிதில் அதன் கதிரியக்கம் மூளைப் புற்றுநோயை உருவாக்கும் என்றார்கள். ஆனால், அனைத்தையும் மீறி இன்று உலகமெங்கும் செல்போன்கள் பயன்பாட்டில் உள்ளது.

மனித உடல் தேவைகளுக்கு தகவமைக்கும் தன்மை கொண்டது.

மனிதர்களின் உடல் உழைப்பை எளிமைப்படுத்தும் விஞ்ஞானக் கருவிகளை நாம் பயன்படுத்துவதில் இயற்கை குறுக்கிடுவதில்லை. அவற்றை நாம் முழுமையாகப் பயன்படுத்தலாம். விஞ்ஞானத்தை இயற்கையோடு இணைந்த பயணத்தில் பயன்படுத்துவது சுகத்தை மேம்படுத்தும்.

இயற்கையை மீறுவதற்கு நாம் விஞ்ஞானத்தைப் பயன்படுத்துவது இயற்கை வளங்களையும், இயல்பான வாழ்க்கையையும் இழப்பதற்கு வழிவகுக்கும்.

இயற்கைக்குத் திரும்புவதன் மூலம் ஆரோக்கிய உடல் பெறலாம்! ஆரோக்கிய உடலிலிருந்துதான் பொதுநலச் சிந்தனைகள் பிறக்கும்!

இயற்கை வளங்கள் உலக மக்களுக்குப் பொதுவானதாகும். அதைப் போன்றே, உடல் நலமும் அனைவருக்கும் பொதுவானதாகும்.

உடல் நலத்தைத் தனித்துப் பெறுவோம்! உலக வளத்தைப் பகிர்ந்துகொள்வோம்!

தனியுடைமை உடல் நலத்தால், பொதுவுடைமை பலம் பெறுவோம்!

இயற்கையை விரும்புவோம்!

இயற்கைக்கே திரும்புவோம்!

•••